慢性病体质养生指导系列丛书

甲状腺疾病体质养生指导

张晓天　朱蕴华　主编

科学出版社
北京

内 容 简 介

本书以中医"治未病"理论为基础,从中医体质角度出发,共分四个章节,第一章介绍甲状腺疾病的基本知识;第二章为甲状腺疾病患者提供基本的养生指导;第三章着重介绍甲状腺疾病患者的常见体质类型及适合不同体质类型的药茶、药膳及外治法等;第四章则针对常见的甲状腺疾病做出具体的养生指导。本书实用性及可操作性强,可供广大甲状腺疾病患者进行日常自我保健。

图书在版编目(CIP)数据

甲状腺疾病体质养生指导/张晓天,朱蕴华主编. —北京:科学出版社,2016.7
(慢性病体质养生指导系列丛书)
ISBN 978-7-03-049430-6

Ⅰ.①甲… Ⅱ.①张…②朱… Ⅲ.①甲状腺疾病-养生(中医) Ⅳ.①R529.81

中国版本图书馆 CIP 数据核字(2016)第 169070 号

责任编辑:朱 灵
责任印制:谭宏宇 / 封面设计:殷 靓

斜 学 出 版 社 出版
北京东黄城根北街 16 号
邮政编码:100717
http://www.sciencep.com

上海蓝鹰印务有限公司排版
苏州越洋印刷有限公司印刷
科学出版社发行 各地新华书店经销

＊

2016 年 7 月第 一 版 开本:A5(890×1240)
2016 年 7 月第一次印刷 印张:5 3/4
字数:111 600
定价:28.00 元
(如有印装质量问题,我社负责调换)

❧ 丛 书 序 ❧

　　20 世纪初,四明医院(曙光医院前身)延医施诊;21 世纪初,曙光医院已发展成为位列上海十大综合性医院的三级甲等综合性中医院、上海中医药大学附属医院,从四明医院慈善济困开始,到如今"大医德泽、生命曙光"医院精神的秉持,百年传承中,曙光人始终将"未病先防、既病防变"的中医"治未病"理念作为自己的服务宗旨。从健康俱乐部到健康宣讲团,从曙光中医健康热线到杏林讲坛,弘扬中医药文化、普及中医药知识一直是曙光人不懈努力的方向。

　　近日,曙光医院拟整合现有资源,实施"中医药文化科普教育基地建设工程",建设目标是实现科普教育的整体策划、分步推进、资源联动,产生规模效应,探索建立中医药科普教育的多维立体传播模式。该项目成功入选"上海市进一步加快中医药事业发展三年行动计划(2014 年—2016年)"建设项目。此外,曙光医院还承担了由上海市中医药发展办公室部署的"中医健康素养促进项目"。在这两个项目的建设要求中,科普读物的编写和出版均为重要组成部分。

欣闻本院治未病中心的医务人员积极编写"慢性病体质养生指导系列丛书",因而欣然同意纳入我们的科普建设项目,并愿意给予各方面的支持。

曙光医院治未病中心是以人类健康为中心,开展个体化预防、保健和诊疗服务,普及"未病先防"的中医健康理念,实施中医体质评估、健康体检、健康咨询指导和综合治疗的临床科室。科室除承担医教研任务外,大力开展中医药科普教育和培训工作,是道生四诊仪上海中医药大学培训基地、WHO上海健康科普教育基地,同时还是"治未病"进社区的主要推动实施者。这次"慢性病体质养生指导系列丛书"的编写,正是他们在亚健康人群及常见慢性病人群健康管理方面所具备深厚实力的又一次展现。

我相信无论是慢性病患者、健康关注者还是临床医务人员,这都是一套十分值得阅读的好书!

上海中医药大学附属曙光医院党委书记

2015 年 7 月

前　言

　　甲状腺疾病是临床上的常见病和多发病。在内分泌系统中甲状腺是最大的器官,也是发病最多的器官,内科及外科的临床中,甲状腺的诊治均占有重要的地位。

　　古往今来,中医在诊治甲状腺疾病方面积累了丰富的经验。甲状腺疾病在中医中称"瘿",为在颈绕喉而生,状如瘿络或樱核而得名。其特征为颈前结喉两侧漫肿或结块,皮色不变,逐渐增大,病程缠绵。根据古代文献所描述的症状分析,与西医学中的地方性甲状腺肿、甲状腺腺瘤、甲状腺功能亢进症、亚急性甲状腺炎、桥本氏甲状腺炎等病的临床表现极为相似。随着现代医学科学技术的进步,这一领域的基础理论研究及临床诊治技术都有了较大的发展,为中西医结合治疗甲状腺疾病提供了广阔的思路和空间。

　　本书主要论述了中西医对甲状腺疾病的认识、甲状腺疾病的中医养生方法、不同体质甲状腺疾病患者的中医养生指导,以及甲状腺功能亢进症、甲状腺功能减退症、甲状腺肿等常见甲状腺疾病的中医养生方法等。书中所涉及的药膳药茶、按摩敷贴、足浴等皆为实用且容易自我学习的中医养生方法。

目　录

第一章　总论 ……………………………………… 1

中医对甲状腺疾病的认识 ………………………… 1

历代医家对甲状腺疾病的认识 ………………… 1

甲状腺疾病的病因病机 ………………………… 5

甲状腺疾病的现代医学诊断 ……………………… 10

甲状腺疾病的定义及范围 ……………………… 10

甲状腺疾病的诊断 ……………………………… 11

第二章　甲状腺疾病患者的中医养生方法概述 ……… 17

甲状腺疾病的中医辨证分治 ……………………… 17

常见证候的辨治要点 …………………………… 17

常见症状突眼的辨治要点 ……………………… 19

甲状腺疾病的治疗原则与治法 ………………… 21

中医治疗甲状腺疾病的常用中草药 ……………… 24

甲状腺疾病的食疗 ………………………………… 37

饮食调理原则 …………………………………… 37

常用食疗方 ……………………………………… 40

甲状腺疾病的外治法 ……………………… 61

耳穴压丸 ……………………………… 61

外敷法 ………………………………… 61

第三章 不同体质甲状腺疾病患者的中医养生指导 ……… 63

甲状腺疾病患者常见的中医体质类型特点 ………… 64

血瘀质甲状腺疾病患者的中医养生指导 ………… 67

膳食调养 ……………………………… 67

药茶调养 ……………………………… 72

中药调养 ……………………………… 74

外治方法 ……………………………… 76

痰湿质甲状腺疾病患者的中医养生指导 ………… 78

膳食调养 ……………………………… 78

药茶调养 ……………………………… 83

中药调养 ……………………………… 84

外治方法 ……………………………… 87

气郁质甲状腺疾病患者的中医养生指导 ………… 89

膳食调养 ……………………………… 89

药茶调养 ……………………………… 93

中药调养 ……………………………… 96

外治方法 ……………………………… 99

阴虚质甲状腺疾病患者的中医养生指导 ………… 101

膳食调养 ……………………………… 101

药茶调养 ……………………………… 105

中药调养 ······················· 107

外治方法 ······················· 110

第四章　常见甲状腺疾病中医养生方法指导 ········· 112

甲状腺功能亢进症 ····················· 112

病因病机 ······················· 113

辨证治疗 ······················· 115

饮食药膳调养 ···················· 123

其他治疗方法 ···················· 125

甲状腺功能减退症 ····················· 126

病因病机 ······················· 127

辨证治疗 ······················· 127

饮食药膳调养 ···················· 129

其他治疗方法 ···················· 132

甲状腺肿 ························· 133

病因病机 ······················· 134

辨证治疗 ······················· 135

饮食药膳调养 ···················· 138

其他治疗方法 ···················· 140

亚急性甲状腺炎 ······················ 141

病因病机 ······················· 141

辨证治疗 ······················· 142

饮食药膳调养 ···················· 143

其他治疗方法 ···················· 146

慢性淋巴细胞性甲状腺炎 ······················· 147

　病因病机 ·································· 148

　辨证治疗 ·································· 149

　饮食药膳调养 ······························ 152

　其他治疗方法 ······························ 153

附一　体质测评方法 ························· 154

附二　曙光医院治未病中心医生门诊信息 ··········· 172

第一章

总　　论

中医对甲状腺疾病的认识

甲状腺疾病,中医称"瘿",为在颈绕喉而生,状如瘿络或樱核而得名。其特征为颈前结喉两侧漫肿或结块,皮色不变,逐渐增大,病程缠绵。根据古代文献所描述的症状分析,与西医学中的地方性甲状腺肿、甲状腺腺瘤、甲状腺功能亢进症、亚急性甲状腺炎、桥本氏甲状腺炎等病的临床表现极为相似。

历代医家对甲状腺疾病的认识

我国是最早记录甲状腺疾病的国家,历代中医古籍中有不少关于甲状腺疾病的丰富内容。

甲状腺疾病的中医病名

颈前结喉两侧肿大的一类疾病统称为瘿。《说文解字》

曰："瘿，颈瘤也，从病婴音。"刘熙《释名》曰："瘿，婴也，在颈瘿喉也。"瘿作为病名，首见于公元前7世纪《山海经》，曰："天目之山，有草如菜，名曰杜衡（土细辛），食之令人作瘿"。《尔雅》称其为大脖子病，公元前3世纪《庄子》有"甕㼆大瘿说齐桓公"，公元前2世纪的《灵枢·刺节真邪篇》有"瘿瘤"的记载。以后医家多沿用，如《诸病源候论》有"瘿者……初作与樱核相似，而当颈下也，皮宽不急，垂捶捶然是也"。晋代《小品方》也曰："瘿病者，始作与樱核相似。其瘿病喜当颈下，当中央，不偏两边也，乃不急缒然，则是瘿也。"

隋代巢元方的三瘿分类

隋代巢元方著《诸病源候论》，是病因学的集大成之作，其中有关瘿病的论述颇多。他指出瘿的发生与水土及忧思气结等因素有关，并把瘿瘤分为三类：血瘿、息肉瘿及气瘿。其描述瘿的证候曰："恚气结成瘿者，但垂核捶捶无脉也。饮沙水成瘿者，有核瘰瘰无根，浮动在皮下。"论述瘿的病因病机谓："瘿者，由忧恚气结所生，亦曰饮沙水，沙随气入于脉，搏颈下而成之。"又曰："诸山水黑土中，出泉流者，不可久居，常食令人作瘿病，动气增患。"

明代陈实功论瘿病

陈实功著《外科正宗》，是一部代表明以前外科学成就的重要文献。他对瘿病的论述同样精要，选方切于实用。他认为瘿之发病乃五脏瘀血、浊气、痰滞而成，并将瘿病分为初起之实证与病久之虚证,其设立的治疗瘿病实证的方剂海藻玉壶汤至今仍在广为使用。在论述瘿病的病因病机时有这样的描述:"夫人生瘿瘤之症,非阴阳正气结肿,乃五脏瘀血、浊气、痰滞所成"。描述其症状曰:"瘿者阳也,色红而高突,或蒂小而下垂……"他引薛立斋的论述将瘿病分为五瘿:筋瘿、血瘿、肉瘿、气瘿、石瘿。云:"筋骨呈露曰筋瘿,赤脉交结曰血瘿,皮色不变曰肉瘿,随忧喜消长曰气瘿,坚硬不可移曰石瘿,此瘿之五名也。"

在治疗方面,他将瘿病分为初期之实证与病久之虚证,指出:"初起无表里之症相兼,但结成形者,宜行散气血;已成无痛无痒,或软或硬色白者,痰聚也,宜行痰顺气;已成色红坚硬渐大,微痒微痛者,宜补肾气,活血散坚"。并按此拟定了海藻玉壶汤、活血散瘿汤、十全流气饮等有效方剂。在论述海藻玉壶汤时云"治瘿瘤初起,或肿或硬,或赤或不赤,但未破者服"。论述活血散瘿汤云"治瘿瘤已成,日久渐大,无痛无痒,气血虚弱者"。论述十全流气饮云"治忧郁伤肝,思虑伤脾,致脾气不行,逆于肉里,乃生气瘿、肉瘤,皮色不变,日久渐大,宜服此药"。

其他医家对于瘿病的认识

对于瘿病证候的认识,如宋代《圣济总录》描述:"瘿之初结,胸膈满闷,气筑咽喉,噎塞不通,颈项渐粗,囊结不解,若此之类,皆瘿之初结之证也"。其后的《三因极一病证方论》则将瘿瘤分为五类加以论述,曰:"坚硬不可移者,名曰石瘿;皮色不变,即名肉瘿;筋脉露结者,名筋瘿;赤脉交络者,名血瘿;随忧愁消长者,名气瘿。"随后医家多宗此分法。

对于瘿病病因病机的认识除《诸病源候论》外,《济生方》也作了详细的论述,其曰:"夫瘿瘤者,多由喜怒不节,忧思过度,而成斯疾焉。大抵人之气血,循环一身,常欲无滞留之患,调摄失宜,气凝血滞,为瘿为瘤。"《圣济总录》首次提出:"妇人多有之,缘忧患有甚于男子也"。并从病因的角度将瘿病作了归类和论述:"石瘿、泥瘿、劳瘿、忧瘿、气瘿是为五瘿。石与泥则山水饮食而得之,忧、劳、气则本于七情,情之所至,气则随之,或上而不下,或结而不散是也"。金元至明清,在瘿病的病因病机上,突出了气滞、血瘀、痰浊在发病中的重要作用。明代《医学入门》在病因及病机方面,强调了情志因素:"原因忧恚所致"。至清代《杂病源流犀烛·瘿瘤》则谓:"瘿瘤者,气血凝滞,年数深远,渐长渐大之症"。

对于瘿病的治疗,早在晋唐时期,祖国医学文献中就提出用含碘药物和动物的甲状腺口服治疗本病,如《肘后备急方》载有海藻酒,南北朝的《僧深集方》载有"五瘿丸"方,"用鹿靥,以酒渍,炙干,再纳酒中更浸,炙令香,咽汁,味尽更易"。靥,即动物的甲状腺,这是用含动物的甲状腺治疗瘿的最早记载。唐代的《千金方》系统地总结了唐以前的医学成就,对瘿病提出了多种治疗方法,其中就有用鹿靥、羊靥内服治疗甲状腺病的经验。《外台秘要》收集了治疗瘿病的方剂达 35 首,以使用海藻、昆布,及鹿靥、羊靥的方剂为多。《太平圣惠方》中治疗甲状腺疾病的方剂 29 首,其中的药物也多使用动物的甲状腺。《儒门事亲》首次提倡将海藻、昆布、海带等海生植物"投之于水瓮中常食,以令瘿消之"。至明清,随着医家对瘿病病因病机认识的深入,治疗方法上也日见增多,除继承前人的消瘿散结方法外,在理气、活血、化痰的具体应用上有新的进展,并增加了许多行之有效的治疗方药。李时珍的《本草纲目》记载有用黄药子酒治疗瘿病的方法,他指出黄药子具有"凉血降火、消瘿解毒"的功效。《证治准绳·瘿瘤》用藻药酒治疗气瘿(海藻、黄药子),清代沈金鳌总结了治瘿之法"结者散之"。可见,本病的治疗方法日趋完善,临床应用更加灵活多样。

甲状腺疾病的病因病机

中医学认为人体是一个有机的整体,人体各个脏腑组织之间,以及人体与外界环境之间,既是对立的,又是统一的,维持着相对的动态平衡,从而保持着人体的正常生理功能。当这种动态平衡因某种原因遭到破坏,人体就会发生疾病。甲状腺疾病的发病原因,总的来说,不外乎正气不足,外邪入侵,结聚于经络、脏腑,导致气滞、血瘀、痰凝等病理变化,而逐渐形成瘿病。正如《医宗金鉴》所说:"积之成者,正气不足,而后邪气踞之。"说明正气不足是形成瘿病的内在依据。现将瘿病的病因病机分述如下。

🔵 甲状腺疾病的病因

各种致病原因不同,引起的疾病及其症状也有差异,治疗原则也就不同。因此,深入地研究甲状腺疾病的发病因素,对于分析甲状腺疾病的病理变化,指导辨证施治有极其重要的意义。根据临床发病情况并结合历代有关文献的论述,与甲状腺疾病有关的致病因素有以下方面,现分述如下。

六淫邪毒

中医认为六淫邪毒是常见的致病因素之一。与甲状腺疾病关系密切的六淫邪毒有风、热、湿邪。风邪:风为春季主气,但一年四季均可发生;风为百病之长,因风性上行,故在颈部为患多见;风邪往往又和其他病因结合在一起而发病,如风温、风热等,只是程度不同,温者热之轻,火者热之甚。另外风湿、风痰也可引起甲状腺疾病,如急性甲状腺炎、亚急性甲状腺炎等,多由感受风温、风热之邪,积热上壅,遂致瘿部气血塞滞、经络阻隔,肿胀疼痛而成。

情志内伤

情志是人体的内在精神活动,是外界客观事物作用于人体的具体反映。人的情志活动与内脏有着密切的关系,因为情志活动必须以五脏精气作为物质基础。如果长期的精神刺激或突然受到剧烈的精神创伤,超过了人体生理活动所能调节的范围,可使体内气血、经络、脏腑的功能失调而产生甲状腺疾病。如郁怒伤肝,导致肝失疏泄、气机郁滞、肝气郁结,郁久则生火;又忧思伤脾,致使脾失健运,久则痰湿内蕴；且肝脾两脏在病理上又可相互影响，以致气郁、火郁、湿痰阻于经络，并与气血瘀滞，结聚成块，聚于颈前，产生甲状腺疾病。故《太平圣惠方》指出："夫瘿者，由忧恚气结所生也"。由于情志为肝所主，所以情志内伤引起的外科疾病，其患部大多在肝胆之经循行的区域，颈部正是肝胆之经所过之处。情志内伤不仅可以发生甲状腺疾病，而且在甲状腺发病的整个过程中，患者若有激烈的情绪波动，往往病情加重或恶化，这一点在临床上要引起足够的重视。

饮食失宜

饮食是摄取营养维持生命活动的重要条件，但饮食失宜则又是导致甲状腺疾病的重要因素之一。如单纯性甲状腺肿常见于离海较远的高原地区，尤其云贵高原和陕西、山西、宁夏等地区的居民。病因多与水土有关，故《诸病源候论》说："诸山水黑土中，出泉流者，不可久居，常食令人作瘿病，动气增患。"西医学认为本病的成因与碘缺乏有关，或甲状腺素合成中的某一环节发生障碍有关。

房室所伤

主要是指房劳过度或早婚、生育过多，导致肾精耗伤、肾气亏损、冲任失调；或小儿先天不足、肾精不充。这些原因均能导致身体衰弱，易为外邪所侵而发生甲状腺疾病。

上述各种致病因素，可以单独致病，但往往是几种因素同时致病，而且内伤与外感常常结合在一起。在临床对待甲状腺疾病，要认真分析它的病因，把外因与内因结合起来分析。

甲状腺疾病的病机

病理因素以气滞为主,继而痰凝、郁火、血瘀交互为患

气滞:气为人体生理活动的主要表现,是维持生命活动的重要物质基础。在正常情况下,气与血相辅而行,循环全身,流行不息。"气郁"即气机郁滞,是指人体局部(部分脏腑、组织、经络等)或全身之气运行不畅或停滞不行的病理状态。前人即有"百病皆生于气"、"百病诸生于郁"之说。《丹溪心法》载有:"气血冲和,万病不生;一有佛郁,诸病生焉,故人身诸病,多生于郁"的论述。如因饮食过偏(长期饮食沙水),或因忧患气结的情志抑郁,皆可影响气的正常运行,造成气的功能失调,形成气滞、气郁的病理现象。长期的气滞、气郁,积之聚而成形,则导致肿块的发生,蕴结于颈部喉结两侧而为气瘿。

血瘀:气为血帅,气行则血行。而血的阻滞凝结,除了因某些病邪引起外,多由气滞不畅所致。故痰气郁火互结,导致血行不畅,则血郁成瘀,凝滞日久,则成肿块,如发生于颈部的石瘿。

痰凝:痰是一种病理产物,它在正常人体中是不存在的。如因外邪所侵,或因情志内伤,以及体质虚弱等,多能使气机阻滞,津液积聚为痰。《丹溪心法》说:"痰之为物,随气升降,无处不到。""凡人身上、中、下有块者多是痰。"故瘿的发生与痰凝有一定的内在联系,如痰凝于结喉两侧为肉瘿。

郁火:若情志郁怒,则肝失疏泄,气机郁滞,日久化火,

如刘河间所云:"五志过极则为火也";《医醇剩义》亦云:"遏抑者,为郁火";《医学入门·瘿瘤篇》进一步明确指出:"七情不遂,则肝郁不达,郁久化火生风"。肝气郁久,则郁火内生,可有致心肝火盛之气瘿。

病变主脏在肝,涉及心、脾、肾,及任脉、督脉

情志所伤,肝郁不达是导致气滞的病理基础,故瘿肿的主病脏器在肝。若肝郁化火,又可引动心火,而致心肝火旺;肝木乘土,脾运不健,痰浊内生,则痰气互结为患;如素体阴虚或火郁伤阴,则进而病及于肾。故病久每见肝、心、脾、肾等脏证候。

甲状腺疾病的病位在于颈部结喉两侧,颈前乃任脉之所主,任脉起于少腹中极穴之下,沿腹和胸部正中线直上,抵达咽喉,再上到颐部,经过面部进入两目。颈部亦属督脉之分支,盖督脉其少腹直上者,贯脐中央,上贯心,入喉。而任、督两脉皆系于肝肾,且肝肾之经脉皆循喉咙。因而情志不畅、肝气郁结是甲状腺疾病的发病原因之一。甲状腺疾病有时伴有月经紊乱,两手震颤、凸眼、心悸等,与冲任失调、肝木失荣、肾阴不足有关。这些均说明肝肾通过与任、督两脉的联系,在本病的病因病机方面的作用。所以,在甲状腺疾病的辨证过程中,结合病位的经脉所属,对指导治疗有一定的意义。

病理性质初起多实,久则由实致虚,或虚实夹杂

本病初起,一般均以气、火、痰为主,故属实证。但病久见火郁伤阴,表现心肝肾阴虚,并可发生阳亢风动的变化;

或阴伤气耗,出现气虚阴虚之证候。

预后转归

瘿病的预后大多良好。一般而言,瘿肿小、质地软,病程短者,治疗多可痊愈。若瘿肿较大,质地较硬,或有结节,则不易消散。肿块坚硬,移动性差,增长迅速者,须防病情恶变。亦有少数重症患者,因病情发生突变,骤然出现烦躁、高热、昏糊,或吐泻、汗多等症,甚则动风痉厥,发生阴竭阳亡危象。

总之,甲状腺疾病的成因是多种因素造成的。发病机理主要在于正气不足,外邪入侵,脏腑功能失调,以致气滞、血瘀、痰凝相互胶结而成。

甲状腺疾病的现代医学诊断

甲状腺疾病的定义及范围

甲状腺疾病是指发生于人体甲状腺器官的一切异常,包括甲状腺功能及形态学上的改变。甲状腺位于人体颈部,喉的两侧,形似蝴蝶,成人甲状腺重15～25克。身体结实的男性,由于颈前肌发达,摸不到正常大小的甲状腺,但有许多妇女正常的甲状腺可被触及。

甲状腺疾病种类很多,常见的有:甲状腺功能亢进症、甲状腺功能减退症、地方性甲状腺肿、单纯性甲状腺肿、甲状腺腺瘤及甲状腺癌、亚急性甲状腺炎、慢性淋巴细胞性甲状腺炎等。每一种甲状腺疾病都有不同的临床表现。

甲状腺疾病的诊断

甲状腺疾病的诊断包括：临床病史的采集、甲状腺的形态学检查、甲状腺的实验室检查，并对这些结果行综合分析。

物理检查

体格检查是甲状腺疾病诊断的重要基础工作，包括望、触、叩、听四诊诸多方面。

望诊

甲状腺位于气管的前方中部的甲状软骨和胸骨上切迹之间，一般情况下甲状腺患病很容易被发现，可有时甲状腺症状很严重而临床表现不明显，这时就需要进行甲状腺的物理检查。

检查甲状腺时，要在明亮的房间，患者要面向光线充足的方向而坐，充分暴露患者的颈部，医生面对患者，背向室内的光线相对而坐，最好事先准备一杯饮用水，让患者含一口水同时做吞咽动作，进行观察。

在观察患者时，医生应当从患者的前方和两侧观察患者的颈部。正常甲状腺外观不突出，女性在青春期甲状腺可略有增大。要注意观察局部肿块的大小、硬度、位置、对称性、移动性;观察有无手术疤痕;有无静脉曲张;观察吞咽动作时,腺体的移动情况;还要特别注意甲状腺局部皮肤的变化,皮肤有无充血;弥漫的甲状腺是否对称,是否有突出的结节存在,结节是单个还是多个,目测的大小如何;以及有无异常位置的甲状腺。当让被检查者开口时,要看舌根部,舌体有无肿物,其大小、色泽如何;舌体的背部是甲状腺舌管的起点,有时可以看见甲状腺。还要注意正常甲状腺常见部位以外的正中部位或一侧有无肿物。

在正面检查的基础上,通常还需要背面检查。患者取坐位,医生站在患者的后面,用双手的指尖检查患者的颈部。开始要先确定环状软骨的位置,因为手指所在的位置就是峡部的上界。医生要从外观观察甲状腺的外形,检查两叶下界的下端,与此同时患者要间断地吞咽口中所含的水,然后更换方法。

对于发现甲状腺肿患者,应当用尺测量颈围,并认真记录,加以对比。

触诊

触诊甲状腺的方法有很多种,每个人采取的方法随个人的习惯而不同,一般站在患者的身后诊断比较好,站在前面检查可以边触诊边观察。

后面双手触诊,触诊时患者坐位,头部略向前低,使甲状腺前面的肌肉放松。检查者站在患者的后面,双手拇指置于颈后,其余手指并齐轻按在患者的颈部,首先确定环状软骨的位置,环状软骨之下就是甲状腺峡部,峡部在气管的前面连接左右两叶甲状腺。检查左叶时,用右手食指、中指置于环状软骨下气管的右侧,将甲状腺轻推向左侧,随患者吞咽动作用左手示、中、环三指及时触诊。用指尖初步检查甲状腺的位置、体积、境界、质地、有无触痛等。然后再用同法检查右叶。对于住院患者可以画出甲状腺的轮廓,并进行测量,以便于临床治疗的观察。

前面单手触诊,检查者站在前面,检查左叶时,用右手拇指置于环状软骨下端的右侧,将甲状腺轻轻推向左侧,随患者吞咽动作用其余示、中、环三指及时触诊。可用左手检查甲状腺右叶,随吞咽活动的就是甲状腺组织。前面双手触诊,检查者站在患者的前面,双手置于肩部,用左手拇指置于环状软骨下气管的右侧,随患者的吞咽动作右手拇指及时触诊左叶。用同样的方法检查右叶。

触诊时要注意了解甲状腺局部皮肤的温度,局部有没有触痛,甲状腺局部扪时有无波动感,还要注意甲状腺随吞咽活动的范围,甲状腺和结节的质地是否柔软、是否坚硬、结节的个数、静止状态及吞咽活动的范围,以及其他部位包块的形态、大小、质地和周围组织的关系。

在我国,对甲状腺大小的分度大多采用三度分度法:

Ⅰ度肿大:甲状腺不超过胸锁乳突肌的内缘,不能看到甲状腺肿大,吞咽时可看出或能触及(相当于本人拇指末节大小)者。

Ⅱ度肿大:甲状腺明显肿大,超过胸锁乳突肌的内缘,但没有超过其外缘。

Ⅲ度肿大：甲状腺肿大超过胸锁乳突肌的外缘，甚至在患者的前方观察时，就可以看见明显肿大的甲状腺，丧失了颈部正常的轮廓。甲状腺肿大的情况因人而异，有的两侧同时肿大、有的只有一侧肿大、有的根本没有肿大。

听诊

颈部的听诊，对于判断甲状腺疾病的严重程度还是有积极意义的。我们可以在腺体听到收缩期和舒张期的各种杂音。但由于颈部血管丰富，在听诊时要注意鉴别杂音来自何处。通常杂音明显时，在甲状腺的上下方均能听到血管杂音；而杂音不明显时，多局限于右叶的上方，所听的杂音部位和触诊时扪到的震颤部位基本一致。由于妊娠期甲状腺有轻度的增大，约有 5% 的妇女在妊娠期可以听到甲状腺部位的血管杂音，但这种血管杂音相对固定，且不伴有甲状腺疾病的症状。毒性甲状腺肿时，由于滤泡增生，血流丰富，甲状腺的上极可闻到血管杂音，杂音很响时可以触及震颤。单纯性甲状腺肿时很少闻到血管杂音。部分年轻人，颈静脉回流入锁骨下脉时，由于静脉回流角度的关系可以出现生理性杂音；但多位于甲状腺的下极，并多为单纯性收缩杂音，舒张期没有，用手指压迫颈静脉时血管杂音消失。

所有的体格检查不仅要检查甲状腺的外表特性，同时还要注意甲状腺与周围组织的关系，有无淋巴结的肿大和邻近组织结构的改变情况。声音嘶哑通常是喉返神经受压的表现，需要同时配合喉镜检查；气管移位喘鸣音的出现，表明有气管受压的情况,需要了解病史和进行钡餐检查。

甲状腺的影像学检查

超声检查:甲状腺影像检查的首选方法。目前的超声能够检出 2～4 mm 大小的甲状腺小结节,而彩色多普勒血流显像(CDFI)的发展与应用,在超声评价甲状腺血流动力学方面显示了很高的应用价值。甲状腺超声检查的适应证非常广泛,可用于:① 测量甲状腺大小及体积;② 检测甲状腺内是否存在弥漫性病变与占位性病变,以及甲状腺内病变的大小与数目;③ 检测临床不能触及的甲状腺微小病变,如甲状腺微小癌;④ 鉴别肿块是否来源于甲状腺或甲状腺邻近组织;⑤ 鉴别甲状腺内的囊、实性肿块,并推测它们可能的病理性质;⑥ 随访、监测甲状腺癌切除后是否复发;⑦ 监测甲状腺疾病对治疗的反应;⑧ 监测高危人群甲状腺癌的发生,如有头部放射照射治疗史患者的甲状腺随访;⑨ 术前对健侧甲状腺的评估;⑩ 甲状腺介入性超声。

CT检查:是甲状腺疾病诊断中常用的方法。静脉注入造影剂后,甲状腺因血运丰富而有明显强化。为检查淋巴结情况或疑有胸内甲状腺者,可酌情扩大扫描范围。多数患者常规作平扫及增强扫描。

磁共振成像(MRI)检查:与CT相比,它具有无放射线损害,无骨性伪影,能多方面、多参数成像,有高度的软组织分辨能力,不需使用对比剂即可显示血管结构等独特的优点。

甲状腺核素显像:可用于异位甲状腺的诊断等。

甲状腺功能的实验室检查

血液中甲状腺分泌物质测定:包括血浆蛋白结合碘(PBI)、血清总甲状腺素(TTa)、血清总 T3(TT3)、血清游离 T4 与游离 T3、甲状腺球蛋白(TG)。

甲状腺功能的检查:包括甲状腺吸碘率、T3 抑制试验。

甲状腺激素对末梢组织作用的检查:包括基础代谢率的测定、血清脂质的测定、24 小时尿肌酸测定。

下丘脑-垂体-甲状腺轴试验:包括血清 TSH 测定、促甲状腺激素释放激素(TRH)兴奋试验。

抗甲状腺抗体的测定:包括甲状腺球蛋白抗体(TGA)、抗甲状腺微粒体抗体(TMA)、甲状腺刺激免疫球蛋白(TSI)。

第二章
甲状腺疾病患者的中医
养生方法概述

甲状腺疾病的中医辨证分治

常见证候的辨治要点

中医治疗的核心是辨证。因此,在明确诊断的前提下,根据病情发展的不同阶段和证候表现,正确地辨证施治是提高疗效的关键。根据甲状腺疾病的病因、病机,综合四诊、八纲以及气血津液辨证和脏腑辨证的理论和方法,结合现代中医的临床实际,甲状腺疾病的常见证候的辨证要点如下。

⟳ 气郁痰凝证

[症状] 表现为颈粗瘿肿,抑郁或急躁易怒,胸闷气短,烦躁失眠,饮食减少或恶心欲呕,大便溏泄,舌苔白腻,脉弦或弦滑。

[**辨证要点**] 此型多见于早期或恢复期。颈粗瘿肿,烦躁易怒,胸闷气短。

[**治法**] 理气化痰消瘿。方用四海舒郁丸、逍遥散、柴胡疏肝散。

痰结血瘀证

[**症状**] 颈部出现瘿肿,质硬或疼痛,胸闷,纳差,呼吸不畅,声音嘶哑,舌苔薄白或白腻,或有瘀点,脉弦或细涩。

[**辨证要点**] 此型可兼见于各型中。颈部瘿肿,胸闷,纳差。

[**治法**] 理气化痰,活血消瘿。方用海藻玉壶汤。

肝火犯胃证

[**症状**] 瘿肿眼突,目光炯炯,形体消瘦,性情急躁易怒,消谷善饥,面红,怕热多汗,心悸,口干欲饮,舌质红,舌苔薄黄,脉弦细。

[**辨证要点**] 此型较常见。瘿肿眼突,性情急躁易怒,消谷善饥。

[**治法**] 泻肝清胃消瘿。方用柴胡疏肝散合白虎汤、栀子清肝汤。

阴虚阳亢证

[**症状**] 表现为瘿肿或大或小,头昏眼花,心悸失眠,性

情急躁,虚烦多梦,纳多而消瘦,汗多,眼突,手抖,舌质红或红绛,舌苔少或薄黄,脉细数或兼弦。

[**辨证要点**] 颈部瘿肿,头晕眼花,虚烦多梦,汗多,眼突,手抖。

[**治法**] 滋阴潜阳消瘿。方用:左归饮加味。

◐ **气阴两虚证**

[**症状**] 颈部瘿肿,心悸心慌,气短,倦怠乏力,汗多纳差,腹泻便溏,舌苔薄白,脉细或细数无力。

[**辨证要点**] 颈部瘿肿,心悸气短,倦怠乏力。

[**治法**] 益气养阴。方用生脉散合六味地黄丸加减。

◐ **脾肾阳虚证**

[**症状**] 颈部瘿肿,神疲乏力,畏寒肢冷,纳差,腹胀便溏,头晕目眩,腰膝酸软,或面浮足肿,舌质淡胖,或舌边有齿痕,舌苔薄白或薄腻,脉沉细弱或沉迟。

[**辨证要点**] 颈部瘿肿,畏寒肢冷,腰膝酸软。

[**治法**] 温肾助阳,益气健脾。方用肾气丸、阳和汤。

常见症状突眼的辨治要点

◐ **肝郁化火证**

[**症状**] 突眼,眼球胀痛,双目炯炯有神,伴精神紧张,急躁易怒,双手震颤,多食易饥,口苦咽干,舌红、苔薄黄,脉

弦或弦数。

　　[**辨证要点**] 突眼,眼球胀痛,急躁易怒或双手震颤。

　　[**治法**] 清肝理气消瘿。方用栀子清肝汤。

　　⊃ 痰瘀阻络证

　　[**症状**] 突眼起病缓慢,眼球肿胀,久久不愈。伴有痰多黏稠,胸胁痞满,头晕目眩,纳少便溏,舌质淡红,舌苔白滑腻,脉滑等;或伴口苦咽干,烦躁易怒,胸胁胀痛,小便黄,大便秘结,舌红、苔薄黄,脉弦数。

　　[**辨证要点**] 突眼起病缓慢,眼球肿胀,久久不愈。

　　[**治法**] 理气化痰,活血消瘿。方用海藻玉壶汤、通窍活血汤。

　　⊃ 肝肾阴亏证

　　[**症状**] 突眼久久不愈,伴有虚烦不寐,五心烦热,潮热盗汗,男子遗精,女子经少、经闭,舌红少津,脉弦细数等。若此型迁延日久,可伴腰膝酸软,形寒肢冷,脉沉细数等。进而发展成脾肾阳虚证等。

　　[**辨证要点**] 突眼久久不愈,伴有虚烦不寐,五心烦热等。

　　[**治法**] 滋阴平肝。方用左归丸加减。若迁延日久,伴有脾肾阳虚证,用阳和汤加减。

甲状腺疾病的治疗原则与治法

治病求本,扶正祛邪,调整阴阳和三因制宜是中医治疗学的根本原则,对于中医学临床具有普遍的指导意义。有关甲状腺疾病的治疗,中医学有着悠久的历史,早在晋代《肘后备急方》首先应用海藻酒;《备急千金要方》有治瘿13 条,其内服 9 方中有 8 方皆用海藻、昆布。唐、宋后期亦有新的药方,如《普济方》的猪靥散、羊靥丸。但总的不外乎两大类,即植物类的含碘药物如海藻、昆布、黄药子等;含有甲状腺素的药物如猪靥、羊靥等制剂。目前,西医学治疗某些甲状腺疾病亦同样应用这些碘制剂或甲状腺素等进行治疗。由此可见,中医学对于瘿病的治疗积累了丰富的经验。

结合本病的发病因素和临床特点,主要治则为治本与治标、扶正祛邪、调整阴阳、调理气血。常用治法较多,且以理气解郁、活血祛瘀、化痰软坚等治法贯穿治疗全过程。现将常用治法分述如下。

⊙ 理气解郁法

适用于发病与精神因素有关者,病变在肝经部位,结块漫肿柔软,胸胁胀痛,舌苔薄白,脉弦滑,如甲状腺肿或甲状腺腺瘤初期。宜用逍遥散加减。常用药物如柴胡、川楝子、延胡索、香附、青皮、陈皮、木香、八月札、砂仁、枳壳、郁金等。

⊃ 活血化瘀法

适用于肿块色紫坚硬，或肿块表面青筋盘曲，痛有定处，舌质紫暗、瘀点瘀斑，脉濡涩，如甲状腺腺瘤、甲状腺癌等。宜用桃红四物汤加减。常用药物如桃仁、红花、赤芍、丹参、三棱、莪术、当归、泽兰、王不留行、乳香、没药、地鳖虫、石见穿、血竭等。

⊃ 化痰软坚法

适用于结块位于皮里膜外，患处不红不热，按之坚实或有囊性感，舌苔薄腻，脉滑，如单纯性甲状腺肿大等。宜用海藻玉壶汤加减。常用药物如海藻、昆布、海带、夏枯草、海蛤壳、海浮石、生牡蛎、半夏、贝母、山慈菇、白芥子等。

⊃ 疏风清热法

适用于颈部肿大压痛明显，伴发热恶寒，头痛咽痛，多汗，骨节酸痛，舌红、苔薄黄，脉浮数，如亚急性甲状腺炎初起。宜用银翘散加减。常用药物如金银花、连翘、板蓝根、大青叶、生地黄、赤芍、夏枯草、浙贝母、桔梗、延胡索等。

⊃ 清热泻火法

适用于颈前轻度或中等肿大，柔软光滑，性情急躁易怒，心烦，怕热，容易出汗，面部烘热，口苦，眼球突出，手指颤抖，舌质红、苔薄黄，脉弦数，如甲亢。宜用栀子清肝汤加减。常用药物如栀子、牡丹皮、黄芩、连翘、柴胡、当归、白芍、夏枯草、白芥子、龙胆草、白蒺藜、生石膏、知母等。

清热利湿法

适用于颈部肿胀，精神紧张，头痛咽干，口苦而黏，大便秘结，舌红苔黄腻，脉濡数，如亚急性甲状腺炎早期、甲状腺囊肿。宜用丹栀逍遥散加减。常用药物如栀子、牡丹皮、黄芩等、赤芍、泽泻、茯苓、车前草等。

益气养阴法

适用于颈前瘿肿，心悸心慌，气短汗多，倦怠乏力，大便溏薄，舌苔薄白，脉细数无力，如甲亢。宜用生脉散加味。常用药物如太子参、麦冬、五味子、白芍、山药、茯苓、黄芩、浮小麦等。

滋阴潜阳法

适用于瘿肿或大或小，质地较软，头晕目眩，目睛突出，口咽干燥，颧红耳鸣，急躁易怒，心悸易惊，失眠多梦，手指震颤，甚则卒然晕倒，手足拘急或抽搐，腰膝酸软，男子或见遗精，女子或见月经不调，舌红或绛、无苔，脉弦细数，如甲亢。宜用大定风珠加减。常用药物如玄参、人参、天冬、麦冬、生地黄、生牡蛎、鳖甲、天麻、白蒺藜、钩藤、白芍、珍珠母、酸枣仁等。

⟳ 温补脾肾法

适用于瘿肿质较软,表情淡漠甚或神情呆滞,神疲乏力,畏寒肢冷,纳差腹胀,大便溏薄,头晕目眩,懒言嗜卧,腰膝酸软,或面浮足肿,毛发脱落,男子阳痿,女子月经不调,舌质淡胖,或舌边有齿痕,舌苔薄白或薄腻,脉沉细弱或沉迟,如甲减。宜用右归丸加减。常用药物如党参、熟地黄、当归、山药、鹿角片、制附片、麻黄、白芥子、防己、海藻、丹参、仙茅、仙灵脾等。

此外,尚有清热化痰、补益肝肾、调摄冲任等,在临床应用时,须根据辨证和结合实际病况,加以综合选择应用。

中医治疗甲状腺疾病的常用中草药

⟳ 栀子

[**性味归经**] 味苦,性寒。归心经、肝经、肺经、胃经、三焦经。

[**功效**] 泻火除烦,清热利湿,凉血解毒,清肝明目。

[**主治**] 热病心烦,郁闷,躁扰不宁,黄疸发热,吐衄血。

[**用法用量**] 水煎服3～10克;外用适量。清热泻火宜生用,止血宜炒或炒炭用,除烦止呕宜用姜汁炒栀子。

[**注意事项**] 脾胃虚寒者不宜用。

[**临床应用**]

（1）用于甲状腺功能亢进症,常与牡丹皮、柴胡、川芎、牛蒡子等配伍,方如栀子清肝汤。

（2）用于亚急性甲状腺炎,常与龙胆草、黄芩、柴胡、连翘等配伍,方如龙胆解毒汤;或与牡丹皮、当归、白芍、柴胡同用,方如丹栀逍遥散。

⊃ 夏枯草

[**性味归经**] 味辛、苦,性寒。归肝经、胆经。

[**功效**] 清肝泻火,清热散结。

[**主治**] 肝火上炎,目赤肿痛,目珠疼痛,头痛,瘰疬,瘿瘤。

[**用法用量**] 水煎服 10～15 克,单用可至 30 克,或熬膏服。

[**注意事项**] 脾胃虚弱者慎用。

[**临床应用**]

（1）用于亚急性甲状腺炎,与板蓝根、玄参、浙贝母、黄芩、牡丹皮等同用。

（2）用于甲状腺功能亢进症,常配合黄芩同用。

（3）用于单纯性甲状腺肿,可单味应用。

（4）用于桥本氏甲状腺炎表现为甲状腺明显肿大者,可与姜半夏、乳香等同用,方如消瘿丸。

（5）用于甲状腺单发结节,常与海蛤壳、柴胡、海藻、昆布等同用,方如消瘿丸。

黄芩

[**性味归经**] 味苦，性寒。归肺经、胃经、大肠经、小肠经、肝经、胆经。

[**功效**] 清热燥湿，泻火解毒，凉血止血，安胎。

[**主治**] 湿温暑温，湿热泻痢，高热烦渴，痈肿疮毒，胎动不安。

[**用法用量**] 水煎服 3～12 克。清热多生用，安胎多炒用，止血多炒炭用。

[**注意事项**] 本品苦寒伤阳，脾胃虚寒、食少便溏者不宜。

[**临床应用**]

（1）用于甲状腺功能亢进症，常与柴胡、法半夏、人参等配伍，方如小柴胡汤。

（2）用于甲状腺炎，常与夏枯草、三棱、莪术、牡蛎、昆布等配伍，或制膏外敷，4 天 1 次，30 天 1 个疗程。

（3）用于亚急性甲状腺炎，常与生地黄、赤芍、柴胡、浙贝母等配伍。

牡丹皮

[**性味归经**] 味苦、辛，性微寒。归心经、肝经、肾经。

[**功效**] 清热凉血，退热除蒸，活血化瘀。

[**主治**] 温毒发斑，吐衄，夜热早凉，盗汗骨蒸，经闭痛经，痈肿疮毒。

[**用法用量**] 水煎服 6～12 克，或入丸、散。清热凉血生用，活血散瘀酒炒用，止血宜炒炭用。

[注意事项] 本品辛寒行散,对于热在气分、孕妇、气不摄血所致出血证及脾胃虚寒者忌用。

[临床应用]

(1) 用于亚急性甲状腺炎,常与金银花、蒲公英、海藻、玄参、牡蛎等配伍。

(2) 用于桥本氏甲状腺炎表现为肝热痰湿型,如颈部肿块、质硬、怕热、汗多、心烦、多梦、舌红、苔黄浊、脉弦数等,可与钩藤、黄药子等配伍。

(3) 用于甲状腺结节、甲状腺腺瘤,常与柴胡、当归、香附、昆布、海藻等配伍,水煎服,每日 1 剂,10 天 1 个疗程。

丹参

[性味归经] 味苦,性微寒。归心经、心包经、肝经。

[功效] 活血祛瘀,凉血消痈,清心安神。

[主治] 月经不调,经闭痛经,瘕瘕积聚,胸腹刺痛,热痹疼痛,神烦不眠,肝脾肿大,心绞痛。

[用法用量] 水煎服 5～15 克。酒炒可增加活血之功。

[注意事项] 反黎芦。

[临床应用]

(1) 用于甲状腺腺瘤、甲状腺囊腺瘤,常与三棱、莪术、川芎、桃仁、当归等配伍,或与柴胡、黄芩、赤芍、三棱、莪术等配伍。

(2) 用于甲状腺功能亢进症,可与玄参、夏枯草、生地黄、麦冬、三棱、莪术等配伍。

（3）用于桥本氏甲状腺炎，可与党参、茯苓、赤芍、青皮、陈皮、法半夏等配伍应用。

（4）用于甲状腺功能减退症，常与黄芪、附子、茯苓、白术等配伍应用。

赤芍

［**性味归经**］味苦，性微寒。归肝经。

［**功效**］清热凉血，散瘀止痛，清肝泻火。

［**主治**］吐血，痛经，痈肿，目赤肿痛。

［**用法用量**］水煎服6～15克，或入丸散。清热凉血生用，祛瘀止痛醋炒或酒炒用。

［**注意事项**］本品苦寒，故血寒经闭不宜用。

［**临床应用**］

（1）用于甲状腺功能亢进症，常与黄芪、生地黄、玄参、黄芩、贝母、黄药子等配伍。

（2）用于亚急性甲状腺炎，常与生地黄、玄参、黄芩、浙贝母等配伍。

（3）用于甲状腺腺瘤，常与夏枯草、制半夏、浙贝母、牡蛎、海藻、三棱、莪术等配伍。

山慈菇

［**性味归经**］味辛、微平，性凉，有小毒。归肝经、脾经。

［**功效**］清热解毒，化痰散结。

[**主治**] 痈肿疮毒,瘰疬痰核。

[**用法用量**] 一般用 3～9 克,入煎剂,外用适量。

[**注意事项**] 本品苦寒有毒,不可久服多服,正虚体弱者慎用。

[临床应用]

（1）用于甲状腺腺瘤、甲状腺囊腺瘤,可与三棱、莪术、法半夏、皂角刺等同用。

（2）用于甲状腺功能亢进症,与黄芩、玄参、赤芍等配伍。

茯苓

[**性味归经**] 味甘、淡,性平。归心经、脾经、肾经。

[**功效**] 利水渗湿,健脾补中,养心安神。

[**主治**] 水肿尿少,痰饮悸眩,脾虚食少,心神不安,惊悸失眠。

[**用法用量**] 水煎服 10～15 克。安神时可用朱砂拌用,称朱茯苓等。

[**注意事项**] 阴虚而无湿热、虚寒滑精、气虚下陷者慎服。

[临床应用]

（1）用于甲状腺功能亢进症,常与栀子、牡丹皮、柴胡、川芎等配伍,方如栀子清肝汤。

（2）用于甲状腺功能减退症,常与鹿角胶、附子、仙茅、熟地黄、黄芪等同用,方如鹿附二仙汤。

（3）用于甲状腺肿大，常与党参、白术、海藻、昆布、夏枯草、三棱、莪术等配伍。

（4）用于桥本氏甲状腺炎，常与党参、赤芍、丹参、青皮配伍。

连翘

[**性味归经**] 味苦，性微寒。归心经、肺经、胆经。

[**功效**] 清热解毒，消肿散结，凉散风热。

[**主治**] 外感风热之发热、头痛、口渴，疮毒痈肿，瘰疬结核。

[**用法用量**] 水煎服 6～15 克。

[**注意事项**] 脾胃虚寒及痈疽属阴证者慎用。

[**临床应用**]

（1）急性甲状腺炎，常与柴胡、生地黄、白芍、栀子等配伍，方如柴胡清肝汤。

（2）甲状腺腺瘤（囊肿），常与青皮、陈皮、海藻、昆布、半夏等配伍，方如海藻玉壶汤。

（3）亚急性甲状腺炎，常与龙胆草、金银花、黄芩、栀子配伍，方如龙胆解毒汤。

陈皮

[**性味归经**] 味辛、苦，性温。归脾经、胃经、肺经。

[**功效**] 理气健脾，降逆止呕，燥湿化痰。

[**主治**] 脘腹胀满，嗳气呕恶等。

[**用法用量**] 水煎服 3～10 克。

[**注意事项**] 本品性偏温燥,易伤气耗阴,故气虚及阴虚燥咳者不宜,吐血者慎服。

[**临床应用**]

(1)用于甲状腺良性肿块,常与牡蛎、夏枯草、胆星、当归、海藻、昆布等配伍,方如消瘿合剂。

(2)用于单纯性甲状腺肿,常与柴胡、牡蛎、三棱、夏枯草等配伍,方如瘿消丸。

(3)用于亚急性非化脓性甲状腺炎,常与金银花、蒲公英、海藻、牡蛎、浙贝母等配伍。

(4)用于甲状腺腺瘤,常与三棱、莪术、白术、昆布、海藻、半夏等同用。

(5)用于桥本氏甲状腺炎,常与党参、茯苓、赤芍、丹参、青皮等配伍。

❥ 麦冬

[**性味归经**] 味甘、微苦,性微寒。归肺经、胃经、心经。

[**功效**] 养阴润肺,益胃生津,清心除烦。

[**主治**] 胃阴不足,舌干口渴,燥咳痰黏,劳嗽咯血,心烦失眠。

[**用法用量**] 水煎服 10～15 克。清养肺胃之阴去心用,清心除烦不宜去心。

[**注意事项**] 本品甘寒助湿,故脾虚便溏或有湿邪者忌用。

［临床应用］

（1）用于甲状腺功能亢进症，常与天冬、太子参等同用。

（2）用于亚急性甲状腺炎，常与生地黄、玄参等同用。

（3）用于甲状腺腺瘤，常与生地黄、天冬等同用。

（4）用于甲状腺肿，常与海藻、昆布、海带、牡蛎、青皮、当归等配伍。

海浮石

［**性味归经**］味咸，性寒。归肺经。

［**功效**］清肺化痰，软坚散结。

［**主治**］痰热咳嗽，咳痰稠黏，瘰疬结核。

［**用法用量**］常用量 10～15 克。

［**注意事项**］虚寒咳嗽忌服。

［**临床应用**］

（1）用于甲状腺囊肿，常与党参、海藻、昆布、夏枯草、青皮、三棱、莪术配伍应用。

（2）用于甲状腺腺瘤，常与皂角刺、海蛤粉、海藻、昆布等配伍应用。

（3）用于甲状腺肿，常与海藻、昆布、海带、海蛤壳、鳖甲、青皮等同用。

（4）用于亚急性甲状腺炎，常与赤芍、白芍、竹茹、牡蛎、柴胡、制半夏等配伍。

◯ 牡蛎

[**性味归经**] 味咸、涩,性微寒。归肝经、肾经。

[**功效**] 镇惊安神,平肝潜阳,收敛固涩,软坚散结。

[**主治**] 惊悸失眠,眩晕耳鸣,瘰疬痰核,癥瘕痞块。

[**用法用量**] 水煎服 10～30 克(宜先煎)。收敛固涩宜煅用,其他均宜生用。

[**注意事项**] 本品多服久服,易引起便秘和消化不良。

[**临床应用**]

(1) 用于甲状腺腺瘤、甲状腺囊腺瘤,常与柴胡、贝母、玄参、白芍等配伍。

(2) 用于甲状腺肿大,常与海藻、昆布、赤芍、当归、柴胡、青皮、陈皮等配伍。

(3) 用于亚急性甲状腺炎,常与赤芍、白芍、竹茹、海浮石、柴胡、半夏等配伍。

(4) 用于桥本氏甲状腺炎以甲状腺疾病为主症者,常与柴胡、夏枯草同用。

(5) 用于甲状腺功能亢进症,常与桂枝、甘草、龙骨等配伍,方如桂枝甘草龙骨牡蛎汤。

◯ 当归

[**性味归经**] 味甘、辛,性温。归心、肝、脾经。

[**功效**] 补血治虚,活血调经,和血止痛,润肠通便。

[**主治**] 血虚诸证,瘀血作痛,痈疽疮疡,血虚肠燥便秘。

[**用法用量**] 水煎服 5～7 克。

[注意事项] 本品甘润助湿并滑肠,故湿盛中满及大便溏泻者不宜用。

[临床应用]

(1) 用于甲状腺功能亢进症,常与牡丹皮、柴胡、川芎、牛蒡子等配伍。

(2) 用于桥本氏甲状腺炎(甲状腺功能减退型),常与郁金、香附等同用。

(3) 用于亚急性甲状腺炎,常与白芍、柴胡、茯苓、白术配伍,方如丹栀逍遥散。

(4) 用于甲状腺癌,常与海藻、昆布、海带、青皮、陈皮、独活、连翘等配伍。

(5) 用于甲状腺腺瘤,常与海藻、昆布、海带、青皮、陈皮等配伍,方如海藻玉壶汤。

(6) 用于甲状腺功能减退症,常与熟地黄、菟丝子、黄芪等配伍,方如鹿附二仙汤。

(7) 用于良性甲状腺肿,常与海藻、海带、昆布、牡蛎、青皮、川芎等配伍。

半夏

[性味归经] 味辛,性温,有毒。归脾经、胃经、肺经。

[功效] 燥湿化痰,降逆止呕,消痞散结。

[主治] 痰多咳喘,风痰眩晕,呕吐反胃,梅核气等。

[用法用量] 水煎服 3～10 克;外用适量,研末调敷。宜制过用。制半夏有姜半夏、法半夏等,姜半夏长于降逆止

呕,法半夏长于燥湿且温性较弱,半夏曲则可化痰消食,竹沥半夏可清热化痰,主治热痰风痰。

[注意事项] 本品辛温燥散,有助热伤阴之弊,故阴虚燥咳、津伤口渴及血证忌用,热痰咳嗽慎用,不宜与乌头、附子同用。

[临床应用]

（1）用于甲状腺功能亢进症,常与太子参、麦冬、牡蛎、浙贝母、玄参、生地黄等配合应用。

（2）用于甲状腺腺瘤、甲状腺囊腺瘤,常与牡蛎、海藻、昆布、王不留行、桔梗、浙贝母等配伍。

（3）用于甲状腺良性肿块,常与牡蛎、浙贝母、胆星、当归、赤芍、三棱、莪术等同用。

（4）用于桥本氏甲状腺炎,常与党参、茯苓、牡丹皮、青皮、陈皮等同用。

（5）用于亚急性甲状腺炎,常与赤芍、白芍、竹茹、海浮石、牡蛎,柴胡等配用。

白芥子

[性味归经] 味辛,性温。归肺经。

[功效] 温肺祛痰,通络散结。

[主治] 痰饮喘咳,胸胁胀满,疼痛,肢体痹痛麻木。

[用法用量] 水煎服3～10克;外用适量,研末调敷,或作发泡用。

[注意事项] 本品辛温燥烈,易伤阴、耗气、动火,故久

咳肺虚及阴虚火旺者忌用;对皮肤黏膜有刺激,易发泡,有消化道溃疡、出血及皮肤过敏者忌用;用量不宜过大,过量易致胃肠炎,产生腹痛、腹泻。

[临床应用]

(1) 用于甲状腺腺瘤,常与夏枯草、连翘、半夏、贝母、海藻等配伍,方如消瘿散瘤汤。

(2) 用于甲状腺囊肿,常与延胡索、三棱、莪术、穿山甲珠、川芎同用,制为复方配剂。

浙贝母

[**性味归经**] 味苦,性寒。归心经、肺经。

[**功效**] 清热化痰,开郁散结。

[**主治**] 风热燥热,肺痈乳痈,瘰疬痰毒。

[**用法用量**] 水煎服 3~10 克,治瘰疬可用至 1~30 克。

[**注意事项**] 本品苦寒易伤脾胃,故脾胃虚弱者慎用。反乌头、附子。

[临床应用]

(1) 用于甲状腺腺瘤,常与熟地黄、玄参、牡蛎、怀山药、茯苓、牡丹皮等配用。

(2) 用于甲状腺功能亢进症,常与太子参、牡蛎、麦冬、法半夏、白芍等同用。

(3) 用于亚急性甲状腺炎,常与牡丹皮、栀子、茯苓、白芍、当归等同用。

(4) 用于甲状腺良性肿块,常与牡蛎、胆星、赤芍、当归、三棱、莪术等配伍应用。

甲状腺疾病的食疗

饮食调理原则

　　甲状腺疾病患者,在采用药物、手术等治疗的同时,如果能根据自己身体的情况合理地选用食物,通过科学调配、独特的加工烹调,就能事半功倍,不仅可达到防治甲状腺疾病的目的,也可使身体尽早恢复健康。

　　甲状腺疾病多因气、火、痰、瘀交织为患,其中"火"最为突出,临床上火有实火如心肝胃火旺证,有虚火如阴虚火旺证。实火也称壮火,"壮火食气",在病变的一定阶段可出现伤阴耗气证,久则可致气阴两虚、肝肾阴虚,甚则可致阴虚阳亢、阳亢化风之证,故出现怕热、汗出、心悸、食欲亢进、形体消瘦、手指及舌体颤动等症状。

　　因此,罹患甲状腺疾病患者总的饮食原则是宜进清淡含维生素高的蔬菜、水果及营养丰富的瘦肉、鸡肉、鸡蛋、淡水鱼等,同时应予以养阴生津之物,如银耳、香菇、淡菜、燕窝等。此外,饮食有节、避免暴饮暴食、注意饮食卫生,对病人来说也是十分重要的。

　　中医运用食疗也离不开辨证,在辨证的基础上,针对不同的病机,以不同的原则为指导,调配食物辨证用膳。故在甲状腺疾病的食疗过程中应注意：一是要针对疾病的不同阶段、不同病机变化，对证立方，采用不同的食疗方法。二是要适时适量，否则矫枉过正，易伤正气。三是虽用食疗，但决不能代替药物疗法，二者应各有侧重，相辅相成。中医强调五味各有所归，即五味入五脏，这就要求甲状腺疾病患者的饮食调配不能单一，而要全面、多样化，富有营养。故进行饮食疗法必须遵循以下基本原则。

少食含碘高的食物或药物

不管是甲状腺亢进症还是甲状腺减退症，除了有明确碘缺乏病因，均应该少食用含碘高的食物或药物。

含碘量高的食物：海产品如海带、紫菜、鲜带鱼、蚶干、干贝、海参、海蜇、海虾、海鱼、发菜、淡菜、苔菜。海带含碘量最高，新鲜海带中达到 2 000 微克/千克以上，干海带则达到 240 000 微克/千克；其次为海鱼及海贝类（800 微克/千克左右）（表 2 - 1）。

表 2 - 1　含碘量高的食物统计表

食物名称	含碘量（微克/千克）	食物名称	含碘量（微克/千克）
海带（干）	240 000	干贝	1 200
紫菜（干）	18 000	淡菜	1 200
发菜（干）	11 800	龙虾（干）	600
海参	6 000	黄花鱼（鲜）	120
海带（鲜）	2 000	带鱼（鲜）	80
海蜇（干）	1 320		

含碘药物：华素片（西地碘片）、乙胺碘呋酮（胺碘酮）、沃丽汀、含碘止咳药水、含碘治疗支气管扩张制剂、复方碘液、碘化锌、碘含片、各种临床检查中的含碘造影剂、碘酒、碘伏、含碘阴道坐药。

含碘中药：海藻、昆布、香附、夏枯草、丹参、浙贝母、玄参、连翘、川贝、木通、牛蒡子、黄药子、龙骨、牡蛎。

少吃易致甲状腺肿的食物和药物

致甲状腺肿的食物：大豆、萝卜、木薯、卷心菜等，饮水中锰、钙、镁、氟含量增高或钴含量缺乏时可引起甲状腺肿。铜、铁、铝和锂也是致甲状腺肿物质，其机制可能与抑制甲状腺激素的分泌有关。

致甲状腺肿的药物：硫尿嘧啶、硫氰酸盐、对氨基水杨酸钠、硫胺、保泰松、过氯酸钾。

三高一忌一适量

三高一忌一适量是指高热量、高蛋白、高维生素饮食，忌碘饮食，适量补充钙、磷。

高热量：给予足够的碳水化合物以纠正过度消耗，每日能量供给 3 000～3 500 千卡，比正常人增加 50%～75%，以满足过量的甲状腺素分泌引起的代谢率增加。

高蛋白：蛋白质 1.5 克/（公斤体重×日）。

高维生素：因高代谢消耗能量而消耗大量的酶，多种水溶性维生素缺乏，尤其是 B 族维生素、维生素 D 是保证钙、磷吸收的主要维生素,同时补充维生素 A 和维生素 C。

忌碘饮食:忌食含碘高的食物和药物。

适当钙、磷供给:为预防骨质疏松、病理性骨折应适量增加钙、磷的供给。

注意情志调养

甲状腺疾病的发展大多与情志精神因素有关,应注意怒后勿食,食后勿怒。饱餐后不宜立即卧床,同时要避免饿极而暴食,渴极而大饮。

常用食疗方

辨证施治、辨证施护、辨证施食是中医辨证学三大主要内容。辨证施治是根据病人的不同证候特点,施以不同的治法和方药;辨证施护是针对患者的不同病情,采取有针对性的护理措施,既有利于病人的康复,又能防止恶候之发生,防患于未然;辨证施食就是依据病人证候上的虚实寒热,分别采用具有寒热温凉不同性味的食物,以利于病人之康复。

肝火亢盛型甲状腺疾病食疗方

食疗原则:清肝泻火,佐以散结消瘿。

用膳宜忌:宜食菊花、菊花脑、马兰、马齿苋、荠菜、夏枯草、蒲公英等食物及药食兼用之品;忌食辛辣、香燥等刺激性、易上火的食物。忌食含碘高的食物。

野菊花夏枯草蜜饮

[原料] 野菊花 10 克,夏枯草 30 克,蜂蜜 30 克。

[制法] 将野菊花、夏枯草洗净,同入锅中,加水适量,煎煮 40 分钟,去渣取汁,待药汁转凉后,调入适量蜂蜜即成。

[食法] 不拘时服。

[功效] 清肝泄热,平肝降火。

[备注] 野菊花清热解毒,平肝泻火;夏枯草清热泻火,解郁散结,对瘿瘤等病有一定疗效,与野菊花配伍后,清肝火、消瘿瘤作用更加显著。

蒲公英汁

[原料] 鲜蒲公英 200 克。

[制法] 将新鲜蒲公英洗净,放入温开水中浸泡 10 分钟,捞出后捣烂取汁即成。

[食法] 上下午分服。

[功效] 清肝泻火,消瘿散结。

[备注] 蒲公英为药食两用之品,民间当野菜食用。蒲公英有清肝泻火利胆功效,大剂量使用,对肝火亢盛型甲状腺疾病有一定疗效,鲜品捣汁内服疗效优于煎剂。

饴糖鸡

[原料] 母鸡 1 只(300～500 克),生地黄 30 克,决明子 20 克,饴糖 100 克,葱、姜、盐等调料适量。

[制法] 将母鸡宰杀后,剔尽毛及内脏,然后将生地、决明子、葱、姜、盐放进母鸡腹腔内,并灌入饴糖,缝合腹壁,朝

上放在锅内,加水以小火煨炖,熟烂即可。

[食法] 当菜佐餐,随意食用。

[功效] 滋阴降火。

[备注] 生地黄滋阴清热平肝;决明子平肝清热降火;以上两味与母鸡、饴糖同炖后,对肝火亢盛型甲状腺疾病有辅助治疗作用。

黄花菜马齿苋煎

[原料] 黄花菜30克、马齿苋30克。

[制法] 将黄花菜、马齿苋洗净,加水适量煎汤,去渣取汁。

[食法] 上下午分食。

[功效] 清肝泻火。

[备注] 马齿苋又称安乐菜,为群众喜吃的野菜,具有较好的清热解毒、清肝泻火等功效。黄花菜又称金针菜,性平,微凉,味甘,可平肝清热、养肝化湿、利尿消肿,与马齿苋配伍后,对肝火亢进型甲状腺疾病有一定疗效。

凉拌夏枯草

[原料] 新鲜夏枯草嫩茎300克,精盐、味精、酱油、麻油各适量。

[制法] 将夏枯草去杂洗净,入沸水锅内焯一下,捞出洗净,挤干水分,切段放盘内,加入精盐、味精、酱油、麻油,拌匀即成。

[食法] 当菜佐餐,随意食用。

[功效] 清肝泻火,软坚散结。辅治肝火亢盛型单纯性

甲状腺肿。

[**备注**]夏枯草善于清泄肝火、散郁结,自古便用于治疗痰火郁结所致的瘿瘤。以夏枯草为主要成分配制的复方,在许多学术杂志上报道,临床疗效均较理想。夏枯草嫩茎叶及其花穗可制作菜肴食用,每年5～7月份采集,焯水后可拌、炝、腌、炒、炖、做汤,甲状腺疾病患者不妨一试。

菊蚌怀珠

[**原料**]净蚌肉10个,猪肉馅100克,鸡蛋1个,黄酒15克,鲜菊花10克,鲜竹叶数片,浙贝粉3克,葱、姜、盐适量。

[**制法**]将蚌肉边用木槌子捶松,放入锅中用小火煮至肉烂,将肉取出置凉。把猪肉馅与浙贝粉、葱、姜、盐、蛋清等搅拌均匀,制成20个小丸子,入开水余熟,然后将每个蚌肉一分为二,夹肉丸1个,即为蚌肉怀珠。大汤碗中铺垫数片竹叶,将蚌肉怀珠摆放在竹叶上,兑上少许黄酒,上笼蒸5～10分钟取下。同时,另用一锅,倒入清汤,烧沸,加适量盐、味精、鲜菊花,即成菊花汤。将菊花汤浇在蚌肉上,配一小碟胡椒粉即可上桌食用。

[**食法**]当菜佐餐,随意食用。

[**功效**]清肝泻火,散结除瘿。

[**注意事项**]蚌肉质硬性寒,不易消化吸收,脾胃虚寒,大便稀溏者慎食。

[**备注**]鲜菊花擅长平肝降火、清肝泄热;竹叶协助菊

花清肝泻火;浙贝化痰散结;蚌肉为蚌科动物背角无齿蚌或纹冠蚌、三角帆蚌等蚌类的肉,又称河蚌,有清热滋阴、解毒散结作用,与鲜菊花、竹叶、浙贝配伍,共奏清泻肝火、散结消瘿之功效。

◯ 阴虚火旺型甲状腺疾病食方

食疗原则:滋阴降火,佐以散结消瘿。

用膳宜忌:宜食桑葚子、地黄、枸杞、麦冬、天冬、决明子、菊花、香蕉、柿子、黑豆、芹菜、马兰、枸杞头等食物及药食两用之品;忌食辛辣、香燥、上火食物,忌烟酒。

生地黄粥

[**原料**] 鲜生地黄 50 克(或干生地黄 15 克),粳米100 克。

[**制法**] 将鲜生地黄洗净切片,放入砂锅中,加水适量煎汤,汤成去渣取汁,入粳米煮成粥即可。

[**食法**] 早、晚分食。

[**功效**] 滋阴泻火凉血。

[**注意事项**] 鲜生地黄性寒,脾虚便溏者忌用。

[**备注**] 鲜生地黄可滋阴泻火凉血,又能养阴生津、润肠止血。若无鲜生地,可用干地黄代用。鲜生地黄与粳米煮粥,方便患者食用,对阴虚火旺型甲状腺疾病兼有便秘、低热者尤为适宜。

干烧冬笋

[**原料**] 冬笋 100 克,枸杞 10 克,麦冬 20 克,鲜菊花 10

克,料酒、酱油、白糖、味精、清汤适量。

[**制法**] 先将冬笋切成菱形块,入油锅低温炸成金黄色,捞出控油,再放入一空锅中,放入清汤及调料和其余4味,旺火烧开后移至小火,烧至药汁干。

[**食法**] 上午、下午分食。

[**功效**] 滋阴降火,解毒散结。

[**注意事项**] 竹笋含难溶性草酸钙较多,尿路结石或胆道结石者不宜多吃;竹笋性寒,脾虚便溏者忌食。

[**备注**] 冬笋为禾本科植物毛竹的幼苗,具有消食化痰、解毒散结作用;枸杞、麦冬滋阴养肝;鲜菊花清肝挥火。本药膳方对阴虚火旺型甲状腺疾病同时伴肝肾阴虚者尤为适宜。

双子甲鱼

[**原料**] 甲鱼1只(约500克),枸杞10克,女贞子10克,知母6克,精盐3克,生姜汁10克,白酒6克,精制植物油25克。

[**制法**] 将甲鱼宰杀,去内脏洗净,切块,在沸水中焯一下。炒锅下油烧至五成热,放甲鱼肉,加生姜汁、白酒,炒透盛入砂锅,放适量的清水、精盐、枸杞、女贞子、知母,盖严,小火炖至熟烂即成。

[**食法**] 当菜佐餐,随意食用。

[**功效**] 滋阴降火。

[**备注**] 枸杞、女贞子滋养肝肾,辅以知母滋阴清热;甲鱼肉质鲜美,营养丰富,被誉为水产品中的佼佼者,为

群众喜吃的滋阴补肾、清热散结的补品,与枸杞、女贞子配伍制成药膳,对阴虚火旺型甲状腺疾病有辅助治疗作用。

青柿蜂蜜饮

[**原料**] 青柿子 1 000 克,蜂蜜适量。

[**制法**] 将青柿子洗净,去柄捣烂绞汁,放入锅中,加水适量,小火煎煮 30 分钟,待煮稠加蜂蜜适量即成。

[**食法**] 每日 2 次,每次 15 毫升。

[**功效**] 滋阴平肝,清热泻火。辅治阴虚火旺型甲状腺功能亢进症。

[**注意事项**] 青柿食用前需进行煎煮脱涩,否则不能入口;柿子性寒,脾虚便溏者忌食,且不宜空腹食。

[**备注**] 柿子性寒,味甘涩,具有滋阴生津、化痰软坚、平肝泻火作用,为药食两用佳品,与蜂蜜配伍后,对阴虚火旺型甲状腺疾病有效。

桑葚决明菊花茶

[**原料**] 桑葚 120 克,炒决明子 250 克,甘菊 30 克,夏枯草 30 克,麦冬 60 克,枸杞 60 克,桂圆肉 60 克。

[**制法**] 将以上各味捣碎为粗末,混匀,每次取 12 克,沸水冲泡,代茶饮。

[**食法**] 代茶,频频饮用。

[**功效**] 滋阴平肝,清火散结。辅治阴虚火旺型甲状腺功能亢进症。

[**备注**] 桑葚有滋阴养血,补益肝肾之功能;麦冬、枸

杞,协助桑葚滋阴;决明子、菊花善于平肝清热泻火,夏枯草协助决明子、菊花平肝;与桑葚泡茶饮用,对阴虚火旺型甲状腺肿有标本兼治之功效。

黑豆生地羹

[原料] 黑豆30克,生地黄30克,冰糖20克。

[制法] 将生地黄放入锅中,加水煎汤,去渣取汁,再加黑豆煮烂,调入冰糖碎屑,溶化后即成。

[食法] 上午、下午分食。

[功效] 滋阴平肝清热。辅治血虚火旺型甲状腺疾病。

[备注] 黑豆为人类较为理想的食物,它性平、味甘,能养血滋阴;生地黄既可滋阴养血,又能清热平肝,与黑豆同用,对血虚火旺型甲状腺疾病有治疗作用。

马兰炒肝尖

[原料] 马兰250克,猪肝100克,葱花10克,生姜片5克,精盐3克,味精2克,黄酒10克,酱油15克,精制植物油25克。

[制法] 将马兰用水洗净,切成段。将猪肝洗净切成片。炒锅上火,放油烧热,下猪肝煸炒,加入酱油、葱花煸炒,放入黄酒、精盐和少量水,炒至猪肝熟透入味,加入马兰头再炒至入味,放入味精炒匀,装盘即成。

[食法] 当菜佐餐,随意食用。

[功效] 滋阴平肝,养血明目。辅治血虚火旺型甲状腺功能亢进症,对眼突胀痛者尤为适宜。

[备注] 马兰性凉、味辛,具有清热降火、凉血解毒

效,其作用类似中药板蓝根、黄芩,但无苦味,且不引起恶心、呕吐等反应,为群众喜吃的野菜,有较高的药用价值;猪肝滋阴补肝、养血明目,与马兰同炒,制成美味药膳,对甲状腺功能疾病出现血虚火旺、眼突胀痛者有辅助治疗作用。

清香枸杞饺

[原料] 面粉 100 克,枸杞叶嫩尖 100 克,冬笋 50 克,鲜虾仁 100 克,枸杞 10 克,精盐 5 克,味精 2 克,黄酒 5 克,白糖 5 克,湿淀粉 20 克,精制植物油 50 克。

[制法] 将枸杞叶嫩尖、冬笋分别洗净,均剁成末。鲜虾仁冲洗干净,沥水,剁成茸。枸杞用水洗净,用温水泡透,捞出沥水。炒锅上旺火,加入猪油(40 克),烧热加入嫩枸杞叶尖末、冬笋末,略煸,再加入虾茸煸炒,然后依次加入黄酒、精盐、白糖、味精、湿淀粉,炒匀,迅速出锅晾凉,即成为馅料,面粉放入盆里,加猪油 10 克,再加 80℃左右的热水烫面,拌匀和成热水面团,揉匀,放在案板上摊开晾凉,再揉匀揉透,饧面片刻,再稍揉几下,搓成长条,分成 20 个小剂,压扁,再擀成中间稍厚的圆形面皮,将馅料打入面皮里,包成饺子,顶部留 3 个小空洞,将泡好的枸杞放入空洞中,成品字形饺子生坯。饺子生坯摆入小笼中,用旺火沸水蒸3~5分钟即熟。原笼屉盘直接上桌。

[食法] 当主食,随意食用。

[功效] 滋阴平肝,清火凉血。辅治阴虚火旺型甲状腺疾病。

　　[备注]枸杞嫩叶、枸杞滋补肝肾,兼可平肝降火;鲜虾仁补肾养肝;冬笋化痰散结。以上四味与面粉同制成药膳蒸饺后,适用于阴虚火旺型甲状腺功能亢进伴有结节的患者食用。

肝肾阴虚型甲状腺疾病食疗方

　　食疗原则:滋养肝肾,佐以散结消瘿。

　　用膳宜忌:宜食鳖、黑豆、桑葚、枸杞、女贞子、地黄、麦冬等食物及药食两用之品;忌食辛辣、香燥、上火食物。

　　龟甲炖黑豆

　　[原料]龟甲200克,黑豆50克,精盐适量。

　　[制法]将龟甲用水冲洗干净,黑豆洗净晾干稍砸碎,一同入锅,加适量的水和精盐,用旺火烧开后,转用小火熬煮至豆烂即成。

　　[食法]当菜佐餐,随意食用。

　　[功效]滋阴补肾。辅治肝肾阴虚型甲状腺疾病。

　　[备注]龟甲为龟科动物乌龟的腹甲,善于滋阴补肾,潜阳健胃,对肝肾阴亏之证颇为适宜;黑豆性平,味甘,也具有滋阴益肾之功效,与龟甲同炖后,对肝肾阴虚型甲状腺疾病尤为适宜。

　　桑葚芹菜煮黑豆

　　[原料]黑豆20克,旱芹菜30克,桑葚20克。

　　[制法]将黑豆、芹菜、桑葚洗净,放入锅中,加适量的水,共煮至黑豆烂即成。

　　[食法]上下午分食。

[**功效**] 滋阴平肝。辅治肝肾阴虚型甲状腺功能亢进症。

[**备注**] 桑葚味甘,性微寒,可用于各种肝肾虚损、阴血不足引起的证候,《本草求真》认为能"除热养阴……";黑豆协助桑葚滋养肝肾;芹菜能平肝清热,有降压、抗甲亢等作用,旱芹的药用价值优于水芹,与桑葚、黑豆配伍后,对肝肾阴虚型甲状腺功能亢进症患者颇为适宜。

桑葚桂圆饮

[**原料**] 鲜桑葚 60 克,桂圆肉 30 克,大枣 5 个,天冬 10 克,五味子 5 克。

[**制法**] 将上各味药洗净,加水适量捣烂挤汁。

[**食法**] 上午、下午分服。

[**功效**] 滋阴益气、养血宁神。辅治肝肾阴虚型甲状腺疾病。

[**备注**] 桂圆肉、大枣补气健脾;桑葚、天冬、五味子滋阴养血,宁心安神。以上五味与蜂蜜制甜饮,对肝肾阴虚型甲状腺疾病进出现头晕手颤、心悸不宁、口咽干燥、舌质红苔少的患者有效。

何首乌煮鸡蛋

[**原料**] 何首乌 100 克,鸡蛋 5 个,葱、生姜、食盐、料酒、味精、猪油各适量。

[**制法**] 将何首乌洗净,切成长 3.3 厘米、宽 1.6 厘米的块;把鸡蛋、何首乌放入铝锅内,加水适量,再放入葱、生姜、食盐、料酒等调料将铝锅置武火上烧沸,文火熬至蛋熟,

将鸡蛋取出用清水泡一下,将蛋壳剥去,再放入砂锅内煮2分钟。

[**食法**] 食用时,加味精少许,吃蛋喝汤,每日1次。

[**备注**] 何首乌补肝肾,益精血,抗早衰。适用于甲状腺疾病患者出现血虚体弱、头晕眼花、须发早白、未老先衰、遗精、脱发等症。最适于虚不受补的患者。

痰瘀凝结型甲状腺疾病食疗方

食疗原则:软坚散结,佐以滋阴降火。

用膳宜忌:宜食冬笋、柿子、牡蛎、海带、紫菜等药食同源又具有软坚散结之效的食物。但海带、紫菜毕竟含碘较高,不宜过量,应征询专业人士的意见。

软坚海带卷

[**原料**] 鸡蛋6个,海带30克,浙贝母粉6克,牡蛎粉6克,橘皮10克,猪瘦肉200克,姜末、葱末、盐、味精各适量。

[**制法**] 将猪肉洗净,切碎剁成肉馅,加入橘皮丝、浙贝母粉、牡蛎粉、姜末、葱末、盐和味精,调成肉馅待用;将鸡蛋去壳,放碗内打匀,锅内擦少许油,放入鸡蛋液适量,摊成蛋皮,再将用温水发好的海带铺在蛋皮上,抹上肉馅,卷成卷放盘中,上锅蒸熟即可。

[**食法**] 早、晚分食。

[**功效**] 滋阴平肝,化痰散结。主治痰凝瘀结型甲状腺功能亢进症伴有结节、坚硬难以消散者。

[**备注**] 海带善于化痰软坚、清热利尿、补肾养心、和肝

降压;浙贝母化痰软坚散结;牡蛎粉长于平肝潜阳、软坚散结;橘皮丝化痰和胃。以上四味与鸡蛋、猪瘦肉制成药膳后,对痰瘀凝结型甲状腺功能亢进有结节者更加适合。

昆布牡蛎粥

[原料]牡蛎、昆布、海藻各15克,粳米60克、红糖适量。

[制法]将牡蛎打碎,入锅,加水适量,煎煮30分钟,加入洗净切碎的昆布和海藻,再煎30分钟,去渣取汁与淘洗干净的粳米同入锅中,加水适量,大火煮沸,改小火煮成稠粥,调入红糖适量即成。

[食法]早、晚分食。

[功效]滋阴平肝,化痰散结。辅治痰瘀凝结型甲状腺功能亢进症伴有结节、坚硬难以消散者。

[备注]昆布、海藻可滋阴平肝,化痰散结;牡蛎滋阴潜阳,且能软坚消瘿。以上三味与粳米煮成甜粥后,对痰瘀凝结型甲状腺功能亢进伴有结节者更加适合,有辅助治疗作用。

海带猪肝夏枯草汤

[原料]海带30克,猪肝30克,夏枯草12克,盐、味精各适量。

[制法]将海带用水泡发,洗净切丝,将猪肝切成薄片,与夏枯草同入锅中,再加水适量同煮,至猪肝熟、汤浓时加少许盐、味精调味即成。

[食法]当菜佐餐,吃猪肝、海带,饮汤。

[**功效**] 滋阴平肝。辅治痰瘀凝结型甲状腺功能亢进症伴有结节、坚硬难以消散者。

[**备注**] 海带化痰平肝散结；猪肝滋阴养血；夏枯草平肝泻火。以上三味制成汤剂，对痰瘀凝结型甲状腺功能亢进伴有结节、坚硬难以消散者，有辅助治疗作用。

萝卜海带汤

[**原料**] 海带 50 克，萝卜 250 克，牡蛎 30 克，陈皮 10克，海蛤壳 10 克，肉汤、盐、味精适量。

[**制法**] 将萝卜洗净切块待用。将海带、牡蛎、陈皮、海蛤壳同放锅内，加水适量煮汤，煮约 40 分钟，过滤取汁，并取出海带切丝，再同切好的萝卜一起放锅内，加入药汁和肉汤、盐、味精，烧开后，用小火煮至萝卜透熟即成。

[**食法**] 当菜佐餐，吃萝卜、海带，喝汤。

[**功效**] 滋阴平肝，化痰散结。辅治痰瘀互结型甲状腺功能亢进症伴有结节、坚硬难以消散者。

[**备注**] 海带可软坚化痰、利水泄热、善治瘿瘤痰核，同时可降低甲状腺功能亢进的新陈代谢率而减轻症状；萝卜能行气化痰；牡蛎、海蛤壳具有平肝潜阳、软坚散结功效；陈皮理气化痰。以上五味同用，共奏滋阴平肝、化痰散结之功效。

紫菜萝卜汤

[**原料**] 白萝卜 200 克，紫菜 20 克，枸杞 30 克，精盐、味精各适量。

[**制法**] 将萝卜洗净切块，入锅中加枸杞、水煮熟，再加

已发好的紫菜煮开后,加入盐、味精等即可。

[食法] 当菜佐餐,随意食用。

[功效] 滋阴平肝,化痰潜阳。辅治痰瘀凝结型甲状腺功能亢进症伴有结节、坚硬难以消散者。

[备注] 紫菜素有"岩礁之子"的美誉,为珍贵海味之一,是调制汤羹的好材料,也是一种用途广泛的药材,具有化痰软坚、散结消瘿作用;辅助理气化痰的白萝卜,滋养肝肾的枸杞,适用于痰瘀凝结型甲状腺疾病患者。

脾胃气阴两虚型甲状腺疾病食疗方

食疗原则:益气健脾,佐以滋阴清热。

用膳宜忌:宜食枸杞、黑豆、桑葚、地黄、龟、鳖、白参、黄芪、太子参、党参、山药、麦冬、五味子、桂圆、红枣等食物及药食两用之品;忌食辛辣、香燥、上火食物。

芪枣甲鱼汤

[原料] 甲鱼1只(约500克),黄芪30克,红枣10克,黄酒、生姜、精盐各适量。

[制法] 将甲鱼宰杀,用沸水烫后揭开甲壳,取肉切块,甲壳捣碎,同黄芪、红枣共入砂锅中,加适量的水烧开。加入黄酒、精盐、生姜,用小火炖2小时,至甲鱼肉烂即成。

[食法] 当菜佐餐,随意食用。

[功效] 补气养阴,健脾养血。辅治脾胃气阴两虚型甲状腺疾病。

[备注] 黄芪大补元气,红枣补气养血。甲鱼肉、甲壳

同用,滋阴补肾、清热散结。以上三味合用,对脾胃气阴两虚型甲状腺疾病有辅助治疗作用。

麦味粥

[原料] 麦冬 10 克,五味子 10 克,酸枣仁 10 克,嫩莲子 10 克,龙眼肉 10 克,粳米 150 克。

[制法] 将五味子、酸枣仁捣碎,与麦冬同煮,浓煎去渣取汁;将粳米、龙眼肉洗净,莲子发胀后,除莲心,三味用清水煮成粥;兑入酸枣仁等煎液即可。

[食法] 早、晚分食。

[功效] 益气养阴,养血安神。辅治脾胃气阴两虚型甲状腺功能亢进症。

[备注] 麦冬长于养阴清热;五味子、酸枣仁善于宁心安神;龙眼肉、莲子、粳米可补气健脾养胃,本药粥对脾胃气阴两虚、心神不宁之甲状腺功能疾病有效,可经常食用。

生脉育阴粥

[原料] 大麦仁 100 克,五味子 10 克,麦冬 10 克,莲子 10 克,龙眼肉 10 克,酸枣仁 10 克。

[制法] 将莲子用水发胀,去莲心,放锅内加水煮烂,将酸枣仁、五味子捣烂,与麦冬同入砂锅内,加水适量同煮约 30 分钟,去渣取汁。将大麦仁放入锅内,加水适量煮粥,待粥将煮成时,加入莲子、龙眼肉和煎好的药汁,煮至熟即可。

[食法] 早、晚分食。

[功效] 益气养阴,补血宁神。辅治气阴两虚型甲状腺

疾病。

[备注] 麦冬与五味子配伍,有较好的滋阴宁心安神功能;大麦仁、莲子、龙眼肉、酸枣仁补气健脾、宁心安神。本药膳方对脾胃气虚、阴津不足型甲状腺疾病均有辅助治疗作用。

桂圆益心膏

[原料] 桂圆肉 150 克,当归 30 克,远志 20 克,天冬 50 克,五味子 30 克,大枣 20 枚,黑桑葚 30 克,黑芝麻 30 克,蜂蜜适量。

[制法] 将桂圆肉、当归、远志、天冬、五味子、大枣、桑葚等药放入砂锅内,加水煎煮半小时后滤出煎液,再加水复煎,如此反复 3 次,将所煎 3 次药液合并在一起以小火煎熬,浓缩成黏稠膏状,放蜂蜜一倍,加入黑芝麻,再煮沸,置于陶瓷罐或玻璃罐中,冷储即可。

[食法] 每日 2 次,每次 15 克。

[功效] 益气养阴,养血安神。辅治脾胃气阴两虚型甲状腺疾病。

[备注] 桂圆肉能益气养血、两益心脾、养心安神;大枣协助桂圆肉补气血;当归养血活血;天冬、桑葚滋阴润燥;远志、五味子宁心安神。以上 7 味合用,共奏益气养阴、养血安神之功效,对脾胃气阴两虚型甲状腺功能亢进者伴心悸失眠者尤为适宜。

太子参烩鸽肉

[原料] 太子参 30 克,鸽肉 100 克,冬笋 10 克,鲜

汤、精盐、酱油、黄酒、葱段、生姜片、精制植物油、味精各适量。

[制法] 将鸽肉洗净切片,下热油锅炒熟;再将太子参片与冬笋片、精盐、酱油、黄酒、葱段、生姜片、鲜汤一同放入锅中烧熟;然后烩入鸽肉片,略烧,加味精调味即成。

[食法] 当菜佐餐,随意食用。

[功效] 益气养阴,补益脾胃。辅治脾胃气阴两虚型甲状腺疾病。

[备注] 太子参(又称孩儿参),可补气生津,为补气药中的一味清补之品;鸽肉性平,味甘。具有补肾养心、滋阴润燥作用,其含优质蛋白及多种维生素,且易于消化吸收,是理想的营养品,与太子参同烩,对脾胃气阴两虚型甲状腺疾病有辅助治疗作用。

鲜莲子鸡丁

[原料] 鸡脯肉 250 克,鲜莲子 100 克,水发香菇 15克,玉兰片 15 克,熟火腿 10 克,1 个鸡蛋的蛋清,清汤 100克,料酒 10 克,精盐、味精、水淀粉各适量,鸡油 10 克,熟猪油 100 克。

[制法] 将鸡脯肉去筋切丁,用蛋清和湿淀粉籴好。把香菇、玉兰片、火腿切成小菱形块。将鲜莲子籴一下,凉后去皮去心,再用开水籴一下,沥去水分待用。将鸡丁用热油炸至七成熟,沥去油,再放入配料及味精、料酒、盐少许,用水淀粉勾芡,淋上鸡油 10 克,出勺时加入鲜莲子,翻炒两下即可。

[食法] 当菜佐餐,随意食用。

[**功效**] 补益脾胃。辅治气阴两虚型甲状腺疾病。

[**备注**] 鲜莲子可健脾胃,生津液,为补脾药中的一味清补之品;鸡脯肉性平,味甘,具有补肾养心、滋阴润燥作用,其含优质蛋白及多种维生素,且易于消化吸收,是理想的营养品,与太子参同烩,对脾胃气阴两虚型甲状腺疾病有较好的辅助治疗作用。

脾肾阳虚型甲状腺疾病食疗方

食疗原则:补肾助阳,佐以散结消瘿。

用膳宜忌:宜食龟、海参、山药、五味子、桂圆、红枣等食物及药食两用之品;不宜食寒凉食物。

海参猪肉饼

[**原料**] 干海参 50 克,香菇 30 克,猪瘦肉 200 克,豆粉、白糖、鸡蛋、食盐、香油、菜油适量。

[**制法**] 将猪肉剁烂,放入锅内,加入适量的豆粉、白糖、食盐、香油、鸡蛋拌匀后分作 3 份,滚上干豆粉,入热油锅炸至金黄色,另用锅加油少许,将泡发、洗净的海参和香菇略焖一下,放入炸过的肉饼同焖,再加入香油翻匀即成。

[**食法**] 当菜佐餐,随意食用。

[**功效**] 益气养阴。辅治脾肾阳虚型甲状腺疾病。

[**备注**] 海参乃药食两用之品,可双补阴阳、补肾益精、补血润燥,富含粗蛋白质、蛋白质、粘蛋白、糖蛋白、粗脂肪和脂肪、碳水化合物、氨基酸、钙、磷、铁、碘、维生素等营养

成分,它以丰富的营养列为珍肴妙品,为我国著名的"海味八珍"之一;猪肉能益气养阴,补益肝肾,与海参、香菇、鸡蛋、豆粉等制成饼,更便于脾肾阳虚型甲状腺疾病患者经常食用。

枸杞鸭脯

[**原料**] 填鸭 1 只,枸杞 15 克,精盐 10 克,黄酒 20 克,味精 2 克,花椒 3 克,肉桂 2 克,葱段、生姜块各适量。

[**制法**] 将鸭子清洗干净,焯水去血清沫,枸杞用温水泡软。炒锅上火,加入清水,葱、生姜、花椒、肉桂、黄酒、精盐,放入鸭子,旺火烧开,小火焖熟取出。斩除鸭子的头、颈、翅膀和爪子,鸭子剔除骨头,剁块装入锅中,将鸭脯剁成 1 厘米宽的长条,盖在上面,再撒上枸杞,加入鸭子原汁,下精盐、黄酒,味精调味,上笼蒸约 30 分钟取出即成。

[**食法**] 当菜佐餐,随意食用。

[**功效**] 补气养阴。辅治脾肾阳虚型甲状腺疾病。

[**备注**] 枸杞性味甘平,归肝肾二经,可滋阴养血,益精明目,凡肝肾虚损、精血不足诸症均用之有效;鸭脯肉性微寒,味甘咸,具有补气滋阴、养胃利水作用,历来为补养佳品,与枸杞同制成美味药膳,色香味俱佳。川椒、肉桂性味辛温,温阳补肾散寒,和枸杞、鸭肉,温阳而不伤阴,很适于脾肾阳虚型甲状腺功能亢进症患者食用。

五元全鸡

[**原料**] 母鸡 1 只,桂圆肉 15 克,荔枝肉 15 克,黑枣 15

克,净莲子肉 15 克,枸杞 15 克,冰糖 30 克,盐、胡椒粉各适量。

[制法] 将整只鸡洗净,与桂圆肉、荔枝肉、黑枣、莲子肉同入大钵内,加入冰糖、盐及清水,上笼蒸 2 小时,再放入洗净的枸杞蒸 5 分钟,取出,撒上胡椒粉即成。

[食法] 当菜佐餐,随意食用。

[功效] 补气养血,养阴宁神。辅治脾肾两虚型甲状腺疾病。

[备注] 本药膳方集中了桂圆肉、荔枝肉、黑枣、莲子肉、枸杞 5 种补气滋阴、养血补肾的药食两用佳品,与滋阴补气养血的母鸡同炖后,对脾肾两虚、气阴不足之甲状腺功能亢进者有辅助治疗作用。

蚝豉圆鱼汤

[原料] 蚝豉 100 克,圆鱼肉 50 克,柏子仁 15 克,昆布 15 克,酸枣仁 15 克,白芍 15 克,大枣 10 枚。

[制法] 先将柏子仁、昆布、酸枣仁、白芍放入砂锅中,加水 700 ml,大火煮沸后小火煮半小时,去渣取汁,加入圆鱼肉、蚝豉、大枣,继续小火煮半小时即可。

[食法] 当菜佐餐,吃肉饮汤。

[功效] 益气养阴,清热除烦,安神散结。辅治脾肾两虚型甲状腺疾病。

[备注] 蚝豉可滋阴清热,化痰散结;昆布协助蚝豉滋阴化痰散结;鱼肉、大枣补气健脾;柏子仁、酸枣仁、白芍养阴宁心安神。以上七味合用,对气阴两虚型甲状腺功能亢

进伴有结节者颇为适合。

甲状腺疾病的外治法

耳穴压丸

取穴：神门、肝、脾、颈、甲状腺、内分泌、胃。

用探棒在穴区内找到敏感点后，用胶布将王不留行籽贴于敏感点上。嘱患者每日自行揉按 3～4 次，每隔 3～4天换 1 次，两耳轮流换贴，10 次为 1 个疗程。

外敷法

对于一些甲状腺疾病还可以采取中药外服的方法来治疗。比如急性甲状腺炎初期宜用箍围药，如金黄散、四黄散、双柏散、玉露散，冷开水或蜂蜜调成糊状外敷，每日1～2 次。急性甲状腺炎脓肿期肿块处有明显波动感者，可切开引流或穿刺抽脓。急性甲状腺炎愈合期脓净后可用生肌散外敷，促进伤口愈合。而对于一些甲状腺良性腺瘤可选用阳和解凝膏掺黑退消或掺桂麝散外敷；或用消核膏、消化膏、麝香回阳膏外贴；火热毒盛证，可用紫色消肿膏外敷。

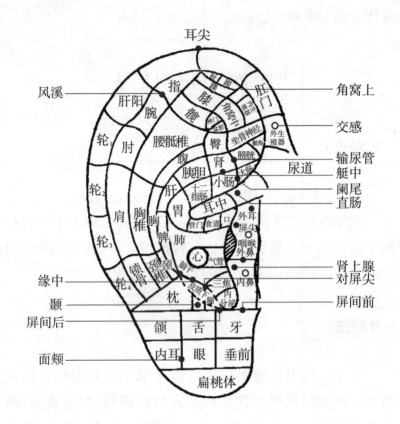

第三章
不同体质甲状腺疾病
患者的中医养生指导

    体质在《辞海》中的释义为：人体在遗传性和获得性的基础上表现出来的功能和形态上相对稳定的固有特征。它通过人体形态、机能和心理活动的差异性表现出来。在生理上表现为机能、代谢以及对外界刺激反应等方面的个体差异，在病理上表现为对某些病因和疾病的易感性或易罹性，以及产生病变的类型与疾病传变转归中的某种倾向性。每个人都有自己的体质特点，人的体质特点或隐或显地体现于健康或疾病过程中。

    由于先天禀赋有强弱，饮食气味有厚薄，方位地势有差异，贫富贵贱苦乐各不相同，从而导致了个体差异。因此，祖国医学非常重视对不同人体特征进行分析，从多方面对体质进行分类。根据体质，可以生命个体的人为研究出发点，研究不同体质构成特点、演变规律、影响因素、分类标准，从而应用于指导疾病的预防、诊治、康复与养生。中医学"治未病"的学术思想，结合体质进行预防，通过改善体质、调整功能状态，为从人群体质的角度预防疾病提供了理论和方法。充分体现了中医以人为本,因人制宜的思想。

中医对体质的论述始于西汉时期的《黄帝内经》,20世纪70年代,王琦教授开始从事中医体质学说的理论、基础与临床研究,并逐步确立了中医体质理论体系,提出了体质四项基本原理、体质九分法、三辨理论等独创性的理论。

近年来,不少医家在总结前人经验的基础上,从临床角度提出体质分型,2009年4月9日,《中医体质分类与判定》标准正式发布,该标准将体质分为平和质、气虚质、阳虚质、阴虚质、痰湿质、湿热质、血瘀质、气郁质、特禀质九个类型,除平和质外其余均为偏颇体质。这种分型对临床辨证、选方、摄生防病有重要的参考价值。

甲状腺疾病患者常见的中医体质类型特点

中医体质学说提出,形成不同体质的因素有先天、年龄、性别、精神、生活条件及饮食、地理环境、疾病、体育锻炼、社会因素等。体质因素与发病有很大的相关性,个体体质的特殊性,往往导致对某种致病因子或疾病的易感性。疾病的演变往往取决于机体内部阴阳矛盾运动的倾向性,其中包括机体平素阴阳盛衰、阴阳动静等情况和趋势,由此而规定病势发展和阴阳表里寒热虚实的八纲类型。从中医体质角度来讲,甲状腺疾病患者常见的体质类型主要有血瘀质、痰湿质、气郁质、阴虚质四种。

血瘀质甲状腺疾病患者的体质特点

[**总体特征**] 血行不畅,以肤色晦黯、舌质紫暗等血瘀表现为主要特征。

[**形体特征**] 胖瘦均见。

[**常见表现**] 肤色晦黯,色素沉着,容易出现瘀斑,口唇黯淡,舌黯或有瘀斑,舌下脉络紫黯或增粗,脉涩。

[**心理特征**] 易烦,健忘。

[**发病倾向**] 易患甲状腺结节、甲状腺肿、甲状腺肿瘤等。

[**对外界环境适应能力**] 不耐受寒邪。

痰湿质甲状腺疾病患者的体质特点

[**总体特征**] 痰湿凝聚,以形体肥胖、腹部肥满、口黏苔腻等痰湿表现为主要特征。

[**形体特征**] 形体肥胖,腹部肥满松软。

[**常见表现**] 面部皮肤油脂较多,多汗且黏,胸闷,痰多,口黏腻或甜,喜食肥甘甜黏,苔腻,脉滑。

[**心理特征**] 性格偏温和、稳重,多善于忍耐。

[**发病倾向**] 易患甲状腺肿、甲状腺功能减退症、慢性淋巴细胞性甲状腺炎等。

[**对外界环境适应能力**] 对梅雨季节及湿重环境适应

能力差。

◯ 气郁质甲状腺疾病患者的体质特点

[**总体特征**] 气机郁滞,以神情抑郁、忧虑脆弱等气郁表现为主要特征。

[**形体特征**] 形体瘦者为多。

[**常见表现**] 神情抑郁,情感脆弱,烦闷不乐,舌淡红,苔薄白,脉弦。

[**心理特征**] 性格内向不稳定、敏感多虑。

[**发病倾向**] 好发各种甲状腺疾病。

[**对外界环境适应能力**] 对精神刺激适应能力较差;不适应阴雨天气。

◯ 阴虚质甲状腺疾病患者的体质特点

[**总体特征**] 阴液亏少,以口燥咽干、手足心热等虚热表现为主要特征。

[**形体特征**] 体形偏瘦。

[**常见表现**] 手足心热,口燥咽干,鼻微干,喜冷饮,大便干燥,舌红少津,脉细数。

[**心理特征**] 性情急躁,外向好动,活泼。

[**发病倾向**] 易患甲状腺功能亢进症、甲状腺结节、甲状腺肿瘤等。

[**对外界环境适应能力**] 耐冬不耐夏;不耐受暑、热、燥邪阴虚体质的两种表现。

血瘀质甲状腺疾病患者的中医养生指导

膳食调养

血瘀体质的人容易气血运行不畅,所以,可以吃些活血散瘀的温性食物,以促进气血顺畅运行,少吃生冷、胀气、油腻、甘甜类食物。

山楂内金粥

[材料] 山楂片 15 克,鸡内金 1 个,粳米 50 克。

[制作] 山楂片于锅小火炒至焦黄备用;鸡内金用温水洗净,烘干研成细末备用;粳米淘净,与焦山楂、鸡内金末共入砂锅中,小火煮粥 30 分钟即可。

[功效] 化瘀血,行气结。

黑豆川芎粥

[材料] 川芎 10 克,黑豆 25 克,粳米 50 克,红糖若干。

[制作] 将川芎用纱布包裹,和黑豆、粳米一起水煎煮熟,加适量红糖,分次温服。

[功效] 活血祛瘀,行气止痛。

首乌黑豆红枣粥

[材料] 制首乌 20 克,黑豆 30 克,红枣 30 克,粳米 100 克,冰糖适量。

[制作] 制首乌、黑豆、红枣和粳米分别洗净,沥去水分

备用;锅中加适量清水,放入制首乌、黑豆、红枣和粳米,武
火煮沸后改文火熬煮成粥;最后加适量冰糖,略煮即可。

[功效] 健脾活血,利水消肿,补益肝肾,养心宁神。

冬菇油菜

[材料] 油菜 400 克,冬菇 200 克,植物油、盐、味精各
适量。

[制作] 油菜择洗干净,切成 3 厘米长的段,梗叶分置;
冬菇用温水泡开去蒂;热锅倒油烧热,先放油菜梗炒至六成
熟,加盐调味,再下油菜叶同炒几下,放入冬菇和浸泡冬菇
的汤,烧至菜梗软烂,加入味精炒匀即可。

[功效] 活血化瘀。

韭菜鲜藕炒木耳

[材料] 韭菜段 50 克,鲜藕片 250 克,净水发黑木耳 10
克,植物油、姜末各适量。

[制作] 锅内倒植物油烧热,放入韭菜段、藕片、黑木
耳、姜末,炒熟即可。

[功效] 补脾开胃,散瘀和血。

海蜇二菜

[材料] 海蜇 200 克,紫菜 15 克,芹菜 50 克。

[制作] 海蜇洗净切丝,紫菜撕碎。芹菜切丝用开水焯
过,再以凉开水浸渍,沥去水分,一起拌匀,加调料调味。

[功效] 清热凉血,化瘀散结。

洋参红花煲田鸡

[材料] 西洋参 15 克,西藏红花 3 克,天麻 9 克,田鸡

250 克,干贝三粒,姜 3 片,米酒,盐少许。

[制作] 田鸡洗净后剁块;干贝以水浸泡约 2 小时。锅内放入西藏红花,加入四杯水;西洋参、天麻过水洗净,再和干贝及田鸡一起放入锅内,大火烧开后,小火炖至田鸡酥烂,加入盐调味后即可食用。

[功效] 活血补气,保健肠胃。

首乌丹参红枣猪肉汤

[材料] 丹参 20 克,何首乌 40 克,红枣 100 克,猪腿肉 250 克,盐适量。

[制作] 何首乌洗净切片,丹参洗净切片,红枣洗净去核备用;猪腿肉洗净,切成片备用;锅中加适量清水,煮沸后将所有食材放入,改文火煲 2 个小时,最后加适量盐调味即可。

[功效] 活血祛瘀,乌须黑发,养心安神。

当归田七乌鸡汤

[材料] 乌鸡 1 只,当归 15 克,田七 5 克,生姜 1 块。

[制作] 把当归和田七放进清水中浸泡清洗,然后把乌鸡装进一个合适的容器里,再把洗好的当归、田七、生姜一起码放在乌鸡上,加适量的盐,再倒入一些清水,注意清水一定要淹过乌鸡,然后盖上盖,等把锅烧开后,上锅隔水蒸,大火蒸上 3 小时,鸡肉烂熟之后,就可食。

[功效] 主要作用是补血活血,也有调经止痛,润肠通便之效。

鸡茸浇油菜

[材料] 油菜 250 克,鸡脯肉 100 克,鸡蛋清 100 克,火

腿 15 克,葱 5 克,姜 5 克,植物油、鸡汤、水淀粉、料酒、味精和盐适量。

[制作] 油菜洗净,放入开水中焯一下,捞出放入凉水中过一遍,沥去水分后切成段,装盘,加适量鸡汤、料酒、味精和盐调味,放入蒸锅中蒸制 10 分钟,取出备用;鸡脯肉洗净,剁成茸,加入蛋清搅拌均匀;葱洗净切成葱花,姜洗净切成末备用;锅中加适量植物油,下葱花、姜末炝锅,倒入鸡茸,加适量味精和盐调味,翻炒至熟,淋入明油,浇在蒸好的油菜上即可。

[功效] 活血化瘀,健脾养胃,温中益气,补虚填精,宽肠通便。

木耳青菜虾仁豆腐汤

[材料] 虾仁 200 克,豆腐 100 克,空心菜 100 克,猪瘦肉 50 克,木耳 30 克,麻油、白酒和盐适量。

[制作] 木耳放入清水中泡发,洗净撕成小朵备用;空心菜洗净,切成段,放入开水中焯一下,捞出沥去水分备用;虾仁洗净,豆腐洗净切成片,猪瘦肉洗净切丝备用;锅中加适量清水,放入猪肉丝和木耳,武火煮沸;将虾仁、空心菜、豆腐放入锅中,继续煮沸;加适量白酒和盐调味,淋入芝麻油即可。

[功效] 健胃补肾,祛瘀清肠,益气耐饥,生津除烦。

川芎白芷炖鱼头

[材料] 白芷 12 克,川芎 12 克,红枣 10 克,鲢鱼头 250 克,姜 3 克,盐适量。

[制作] 鲢鱼头洗净备用;川芎、白芷洗净备用;红枣洗

净去核,姜洗净切片备用;将所有食材放入炖盅里,加适量清水,隔水炖 4 个小时即可。

[功效] 活血行气,健脾止痛。

丹参木耳香菇汤

[材料] 丹参 10 克,木耳 30 克,香菇 50 克,猪瘦肉 100 克,盐适量。

[制作] 香菇和木耳放入清水中泡发,去蒂洗净备用;猪瘦肉洗净,切成小块备用;将所有食材都放入炖盅里,加适量开水,隔水炖 2 个小时,最后加适量盐即可。

[功效] 散瘀活血,养血补血,益气充饥,止血止痛。

红酒炖鸡腿

[材料] 鸡腿 500 克,洋葱 100 克,胡萝卜 100 克,蘑菇 30 克,番茄沙司 25 克,红葡萄酒 20 毫升,蒜 5 克,植物油、胡椒粉和盐适量。

[制作] 鸡腿洗净,抹上适量胡椒粉和盐,腌制 10 分钟备用;洋葱剥皮洗净切成片,蘑菇洗净切片,胡萝卜洗净切成丁,蒜洗净切碎备用;锅中加适量植物油,烧热后放入腌好的鸡腿,煎至两面金黄,盛出备用;锅中剩下的油继续烧热,将洋葱片、蘑菇片和胡萝卜丁放入锅中,翻炒至七分熟;将鸡腿放入锅中,淋上红葡萄酒,加入番茄沙司和少许清水,翻炒均匀;将锅盖盖上,文火焖炖 20 分钟即可。

[功效] 活血化瘀,健脾和胃,消食理气,补益肝肾。

甘草茄子

[材料] 茄子 250 克,葱 15 克,姜 10 克,蒜 10 克,甘草

6克,植物油、味精和盐适量。

[制作] 甘草放入清水中浸透,切成片备用;茄子洗净,切成条状备用;葱洗净切段,姜洗净切片,蒜洗净切片备用;锅中加适量植物油,烧热后下葱段和姜片炝锅,香气四溢后放入茄子条翻炒片刻;将甘草和蒜放入锅中,加适量清水,开文火煮20分钟左右;加适量味精和盐调味即可。

[功效] 活血止痛,补脾益气,消肿解毒,清热消暑。

归参烧黄鳝

[材料] 当归15克,党参15克,黄鳝500克,植物油、芝麻油、黄酒、白糖、水淀粉、胡椒粉、酱油、味精和盐适量。

[制作] 当归和党参放入碗中,加适量清水,隔水蒸20分钟备用;葱洗净切成葱花,姜洗净切末备用;黄鳝处理干净,切成丝备用;锅中加适量植物油,烧热后下葱花和姜末炝锅,香气四溢后倒入黄鳝丝翻炒片刻,加适量黄酒、酱油和白糖调味;将蒸好的当归和党参倒入锅中,加适量清水,文火焖煮5分钟;放入适量味精调味,用水淀粉勾芡,淋上芝麻油,装盘后撒上胡椒粉即可

[功效] 活血补气,祛瘀止痛,凉血安神。

药茶调养

丹参茶

[组成] 丹参10克,绿茶5克。

[用法] 将丹参研成粗末,与茶叶一起入杯,用沸水冲

泡(或水煎)成茶,代茶饮用。

　　玫瑰花茶

　　[组成] 玫瑰花(干品)3～6克。

　　[用法] 将玫瑰花放入杯中,沸水冲泡成茶,代茶饮用。

　　当归白芍茶

　　[组成] 当归10克,白芍15克,红茶2克。

　　[用法] 将以上各味放入杯中,沸水冲泡(或煎煮)成茶,代茶饮用。

　　丹参麦芽茶

　　[组成] 丹参20克,橘皮9克,麦芽糖30克。

　　[用法] 将丹参、橘皮一起水煎,煮沸后,调入麦芽糖,代茶饮用。

　　桂花玫瑰茶

　　[组成] 桂花3克,玫瑰花3克。

　　[用法] 将桂花、玫瑰花放入杯中,沸水冲泡成茶,每日2～3次,代茶饮用。

　　枸杞红枣茶

　　[组成] 枸杞、何首乌、黄芪各20克,去核红枣3～4颗。

　　[用法] 将以上各味放入杯中,用沸水冲泡(或水煎)成茶,代茶饮用。

　　柴胡玉竹茶

　　[组成] 柴胡、玉竹、白茯苓各10克。

　　[用法] 将以上各味放入水中,水煎成茶,代茶饮用。

薏仁丹参茶

[组成] 薏苡仁、白术各 15 克,益母草、丹参各 10 克。

[用法] 将以上各味放入水中,水煎成茶,代茶饮用。

当归川芎茶

[组成] 当归 6 克,川芎 2 克。

[用法] 将当归、川芎放入杯中,用沸水冲泡(或水煎)成茶,代茶饮用。

山楂红糖茶

[组成] 山楂 10 枚,红糖若干。

[用法] 将山楂冲洗干净,去核打碎,放入锅中,加清水煮约 20 分钟,调以红糖进食。

中药调养

经典方剂

活血化坚汤

[方源]《外科正宗》卷二。

[组成] 防风、赤芍、归尾、天花粉、金银花、贝母、川芎、皂角刺、桔梗、僵蚕、厚朴、五灵脂、陈皮、甘草、乳香、白芷梢。

[用法] 水二钟,煎八分,临服用酒一小杯,食后服。

[主治] 一切瘰疬、瘿瘤、痰核,初起未溃脓者。

活血散瘿汤

[方源]《外科正宗》卷六。

[组成] 白芍、当归、陈皮、川芎、半夏、熟地黄、人参、茯苓、丹皮、红花、昆布、木香、甘草节、青皮、肉桂各三分。

[用法] 水二钟,煎八分,量病上下服,再饮酒一小杯。

[功用] 活血散瘿。

[主治] 瘿瘤已成,日久渐大,无痛无痒。气血虚弱者。

代表中草药

莪术

[性味归经] 味辛、苦,性温。归肝经、脾经。

[功效] 破气行气,消积止痛。

[主治] 癥瘕痞块,瘀血闭经,食积胀痛。

[用法用量] 水煎服 3～10 克,醋制能加强止痛之功。

[注意事项] 本品破血行气,月经过多及孕妇忌用。

[临床应用]

(1) 用于家族性甲状腺囊肿,常与党参、三棱、海藻、夏枯草、青皮等配伍。

(2) 用于甲状腺腺瘤,与三棱、益母草、桃仁、丹参、夏枯草等配伍;用于甲状腺囊腺瘤,与三棱、昆布、海藻、穿山甲片、皂角刺等配伍。

(3) 用于甲状腺功能亢进症,与玄参、生地黄、穿山甲、夏枯草、猫爪草、三棱等同用。

三棱

[性味归经] 味甘、苦,性平。归肝经、脾经。

[**功效**] 破血行气,消积止痛。

[**主治**] 癥瘕痞块,瘀血闭经,食积胀痛。

[**用法用量**] 水煎服 3~10 克,醋炒加强止痛之功。

[**注意事项**] 本品破血力峻,月经过多及孕妇忌用。畏朴硝。

[**临床应用**]

(1)用于甲状腺囊肿,常与莪术、海藻、夏枯草、党参等配合应用。

(2)用于甲状腺腺瘤、甲状腺囊腺瘤,常与莪术、益母草、丹参、当归、昆布、穿山甲片、皂角刺等同用。

(3)用于甲状腺功能亢进症,常与玄参、生地黄、穿山甲、丹参、夏枯草、莪术等配合应用。

外治方法

穴位按压

血海(足太阴脾经穴)

[**定位**] 屈膝,在大腿内侧,髌底内侧端上 2 寸,当股四头肌内侧头的隆起处。

[**取穴要点**] 髌骨位于膝关节前方,髌底朝上,尖朝下。

[**穴位释义**] 血,指气血。海,百川皆归之处。血海者,言其可以统血摄血也。足太阴脾经为多血少气之脏,又与多气多血之足阳明胃经为表里,故可以治血证见长。《金针梅花诗钞》血海条:"缘何血海动波澜,统摄无权血妄行。"因

其功用而得名。

膈俞(足太阳膀胱经穴)

[**定位**] 在背部,当第 7 胸椎棘突下,旁开 1.5 寸。

[**取穴要点**] 颈后部正中最突出的骨性标志为第七颈椎棘突,向下依次数至第 7 胸椎棘突,肩胛骨内缘至后正中间线为 3 寸(肩胛骨下角平对第 7~9 胸椎。不同的人群之间略有差异。)

[**穴位释义**] 膈,指胸膈,关格。俞,同腧,同输,又通枢。《释名·释形体》:"膈,隔也。隔塞上下使气与谷不相乱也。"又,格拒也。膈俞者,可以开通胸膈之关格及格拒否塞诸病之处也。

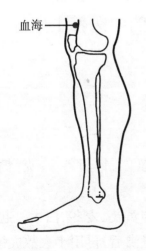
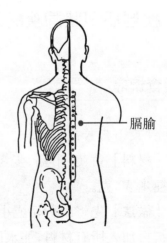

血海

膈腧

◯ 足浴保健

银杏叶丹参方

[**组成**] 银杏叶 100 克,槐花 40 克,菊花 30 克,丹参 20 克。

[功效] 平肝活血。

[临床应用] 将以上药物同入药罐中,清水浸泡 30 分钟,加水 2 000 毫升煎汤,煮沸 20 分钟后去渣取汁,将汁倒入足浴器中,先熏蒸再足浴,每晚 1 次。7 天为 1 个疗程。

丹参川芎方

[组成] 丹参 30 克,川芎 15 克,檀香 10 克。

[功效] 活血散瘀、温经通络。

[临床应用] 将以上药物同入药罐中,清水浸泡 30 分钟,加水 2 000 毫升煎汤,煮沸 20 分钟后去渣取汁,将汁倒入足浴器中,先熏蒸再足浴,每晚 1 次。7 天为 1 个疗程。

痰湿质甲状腺疾病患者的中医养生指导

膳食调养

黄芪山药薏苡仁粥

[材料] 黄芪、山药、麦冬、薏苡仁、竹茹各 20 克,糖适量,粳米 50 克。

[做法] 先将山药切成小片,与黄芪、麦冬、白术一起泡透后,再加入所有材料,加水用火煮沸后,再用小火熬成粥。

[功效] 益气养阴,健脾化痰,清心安神。

菊花薏苡仁粥

[材料] 枇杷叶 9 克,菊花 6 克,薏苡仁 30 克,大米 50 克。

[做法] 将前两味加水 3 碗煎至 2 碗,去渣取汁,加入薏苡仁、大米和适量水,煮粥服用。

[功效] 清热解毒,化痰止咳,除湿软坚。

菖蒲薏苡仁粥

[材料] 菖蒲 15 克,佛手 10 克,云苓 30 克,薏苡仁 60 克,大米 100 克,冰糖适量。

[做法] 把薏苡仁、大米洗净,将浸泡好的陈皮、菖蒲、云苓入净布包起,煮粥,待熟后加入冰糖,拌匀即可食用。这也是一道平日可吃的保健粥。

[功效] 清热化痰,祛湿解暑之功效。

化痰祛湿消暑汤

[材料] 白扁豆、赤小豆、生熟薏苡仁、佛手、菖蒲、莲子各等分适量。

[做法] 将以上各味放入锅内,加开水 10 碗慢火煲约 2 小时,加瘦肉类煲亦宜,用盐调味食用。

[功效] 清热化痰,祛暑利湿。

虾马童子鸡

[材料] 虾仁 20 克,海马 10 克,童子鸡 1 只。

[做法] 将虾仁与海马用温水洗净,泡 10 分钟后放在已洗干净的子公鸡上,加少许葱与姜,蒸熟到烂。虾仁、海马、鸡肉并汤都可吃完。

[功效] 温肾壮阳,益气补精,活血去痰湿。

山药冬瓜汤

[材料] 山药 50 克,冬瓜 150 克。

[**做法**] 山药、冬瓜放入锅中,用慢火煲 30 分钟,调味后即可饮用。

[**功效**] 健脾,益气,利湿。

赤豆鲤鱼汤

[**材料**] 活鲤鱼 1 尾(约 800 克),赤小豆 50 克,陈皮 10 克,辣椒 6 克,草果 6 克。

[**做法**] 将活鲤鱼去鳞、鳃、内脏,将赤小豆、陈皮、辣椒、草果填入鱼腹,放入盆内,加适量料酒、生姜、葱段、胡椒,食盐少许,上笼蒸熟即成。

[**功效**] 健脾,除湿,化痰。

珍珠薏苡仁丸子

[**材料**] 瘦猪肉 200 克,薏苡仁 150 克,盐、味精、蛋清、淀粉、白糖、油适量。

[**做法**] 将猪肉剁成馅,做成直径 2 厘米大小的丸子备用,将薏苡仁洗净,备用的丸子裹上生薏苡仁,放在笼屉或蒸锅内蒸 10~15 分钟,然后取出丸子,放调味品勾芡即可。

[**功效**] 健脾化湿,降脂轻身。

茯苓香菇玉笋

[**材料**] 玉笋 250 克,香菇 100 克,茯苓粉 10 克,盐、味精,高汤,水淀粉,香油适量。

[**做法**] 将香菇、玉笋切成丝,茯苓粉与水淀粉调和,当油锅六七成熟时,放入玉笋、香菇、高汤、味精、水淀粉,翻炒撒盐出锅。

[**功效**] 补中健脾,除湿利尿。

冬瓜炖排骨

[材料] 排骨 500 克,冬瓜 500 克,姜 1 块,大料 1 个,盐、胡椒粉、味精各适量。

[做法] 把排骨斩成小块,洗净沥干水分;冬瓜去皮适当切块。将排骨放在开水锅中烫 5 分钟,捞出用清水洗净。再将排骨、姜、大料和适量清水,上旺火烧沸,再改用小火炖约 60 分钟,放入冬瓜再炖约 20 分钟,捞出姜块、大料,再加盐、胡椒粉、味精起锅即可。

[功效] 益气补血,利水渗湿。

白菜萝卜汤

[材料] 大白菜叶子 2 片,白萝卜、胡萝卜各 80 克,豆腐半块(约 200 克)。

[做法] 将大白菜、白萝卜、胡萝卜与豆腐洗净,切成大小相仿的长条,在沸水中焯一下捞出待用,倒入清汤,把白萝卜、胡萝卜、豆腐一起放入锅中,大火煮开后加入大白菜,再次煮开,用盐、味精调味,最后撒上香菜末盛出即可,能化痰清热消食。

[功效] 消食化滞,开胃健脾,顺气化痰。

猪肉淡菜煨萝卜

[材料] 猪腿肉 500 克,淡菜 100 克,白萝卜 1 000 克。

[做法] 淡菜干品用温水浸泡半小时,发胀后,洗去杂质,仍泡在原浸液中,备用。猪肉切块。萝卜切成转刀块。起油锅,放植物油 1 匙,大火烧热油后,先将猪肉倒入,翻炒 3 分钟,加黄酒一匙,炒至断生,盛入砂锅内,将淡菜连同浸

液,一起倒入砂锅内,再加水适量,用小火煨 1 小时,然后,倒入萝卜,如水不足,可适量增加,再煨半小时,萝卜熟透,调味即可。

[**功效**] 化痰利湿。

萝卜丝炒牛肉丝

[**材料**] 白萝卜 500 克,瘦牛肉 250 克。

[**做法**] 萝卜、牛肉洗净切细丝。牛肉丝加细盐、黄酒、酱油、淀粉芡等,拌匀。起油锅,放植物油 1 匙,用大火烧热油后,先炒萝卜丝,加细盐适量,炒至八成熟,盛起备用。再起油锅,放植物油 3 匙,用大火烧热油后,倒入牛肉丝,翻炒 3 分钟后,倒入萝卜丝拌匀。再加黄酒 1 匙,冷水少许,焖烧 3 分钟,加香葱,拌炒几下,装盆。

[**功效**] 补脾健胃,散血化滞,利水消痰。

陈皮里脊肉

[**材料**] 猪里脊肉 300 克,陈皮 50 克,盐,料酒各适量。

[**做法**] 里脊肉洗净切丝,放入盐、料酒腌制 20 分钟,油热后炒肉至变色,再加入陈皮丝,调味后出锅。

[**功效**] 理气健脾,化痰祛湿。

山药炒豌豆

[**材料**] 山药 50 克,胡萝卜 20 克,豌豆 30 克。

[**做法**] 将山药、胡萝卜分别洗净、切片。炒锅热油,一次放入胡萝卜、豌豆、山药,用大火翻炒 5 分钟,调味即可出锅。

[**功效**] 补脾养胃,生津益肺,利水消痰。

药茶调养

陈皮茶

[组成] 陈皮5克。

[用法] 将陈皮放入杯中,用沸水冲泡,焖5分钟后即可饮用。

茯苓茶

[组成] 茯苓10克、红茶3克。

[用法] 将茯苓、红茶用300毫升开水冲泡后饮用,冲饮至味淡即可。

菊花茶

[组成] 菊花5～10克。

[用法] 将菊花放入杯中,用沸水冲泡,即可服用。

陈皮荷叶茶

[组成] 荷叶12克,陈皮3克。

[用法] 将荷叶、陈皮放入水中,二者水煎取汁。

扁豆山药茶

[组成] 白扁豆、山药各20克。

[用法] 将白扁豆炒黄、捣碎,山药切片,二者水煎取汁。

姜糖茶

[组成] 生姜50克,红糖30克,红枣五枚。

[用法] 将老姜、红糖、红枣加水煮滚后趁热饮用。

白术陈皮茶

[**组成**] 白术 30 克,陈皮 15 克。

[**用法**] 将白术、陈皮放入 1 000 毫升水中,用中火煎煮半小时,过滤之后当茶饮。

茯苓薏苡仁茶

[**组成**] 茯苓 15 克,薏苡仁 15 克。

[**用法**] 将茯苓、薏苡仁放入水中,二者水煎取汁。

三宝茶

[**组成**] 菊花 5 克,陈皮 5 克,普洱茶 5 克。

[**用法**] 取菊花、陈皮、普洱茶各 5 克,共同研成粗末,再用纱布袋包好放入杯中,用沸水冲泡饮用即可。

白扁豆花陈皮茶

[**组成**] 白扁豆花、陈皮、茯苓。

[**用法**] 将白扁豆花、陈皮和茯苓一起打成粗末,每天用勺子舀取 10 克左右的粉末,再用纱布袋包好放入杯中,然后倒入开水冲泡,焖上 5 分钟,代茶饮用,以冲淡为度。

中药调养

经典方剂

内消瘰疬丸

[**方源**] 《医学启蒙》卷三。

[**组成**] 夏枯草、玄参、青盐、(煅)海藻、海蛤粉、贝母、天

花粉、白蔹、连翘、桔梗、当归(酒洗)、生地黄(酒洗)、枳壳(麸炒)、大黄(酒蒸)、薄荷叶、消石、甘草。

[**用法**] 上为末,酒糊滴为丸,如绿豆大。每服百余丸,食后、临卧抵枕用白汤吞下,就卧一时。瘰疬未溃内消,溃者自愈,外贴太乙膏收口。

[**功用**] ①《北京市中药成方选集》:消坚散结。②《全国中药成药处方集》:软坚散结,消肿化痰。

[**主治**] ①《医学启蒙》:瘰疬。②《全国中药成药处方集》:由痰凝气滞引起的瘰疬痰核,颈项瘿瘤,皮色不变,或肿或痛。

[**宜忌**] ①《北京市中药成方选集》:忌食牛肉。②《全国中药成药处方集》:忌食辛辣等刺激食物。

半夏散

[**方源**]《圣惠》卷三十五。

[**组成**] 半夏(汤洗七遍去滑)、射干、牛蒡子(微炒)、杏仁(汤浸,去皮尖双仁,麸炒微黄)、羚羊角屑、木通(锉)、桔梗(去芦头)、昆布(洗去咸味)、槟榔、枳壳(麸炒微黄,去瓤)、赤茯苓、甘草(炙微赤,锉)。

[**用法**] 上为散。每服四钱,以水一中盏,加生姜半分,煎至六分,去滓温服,不拘时候。

[**主治**] 瘿气,咽喉肿塞,心胸烦闷。

茯苓丸

[**方源**]《圣济总录》卷一二五。

[**组成**] 白茯苓(去黑皮)、半夏(汤洗去滑)、生姜(切,

焙）、昆布（洗去咸，焙）、海藻（洗去咸，焙）、桂（去粗皮）、陈橘皮（去白，焙）。

[用法] 上为末，炼蜜为丸，如杏仁大，常含化一粒，细细咽津，令药气不绝。

[主治] 气结喉中，蓄聚不散成瘿。

夏枯草膏

[方源]《金鉴》卷六十四。

[组成] 京夏枯草、当归、白芍（酒炒）、黑参、乌药、浙贝母（去心）、僵蚕（炒）、昆布、桔梗、陈皮、抚芎、甘草、香附（酒炒）、红花。

[用法] 上药共入砂锅内，水煎浓汤，布滤去滓，将汤复入砂锅内，慢火熬浓，加红蜜八两，再熬成膏，瓷罐收纳。每用一二匙，滚水冲服；亦可用薄纸摊贴。

[功用] 化硬消坚。

[主治] ①《金鉴》：男妇小儿，忧思气郁，肝旺血燥，瘰疬坚硬。②《全国中药成药处方集》（杭州方）：瘿瘤坚硬，结核肿痛，痈疖肿毒，目珠夜痛等症。

代表中草药

昆布

[性味归经] 味咸，性寒。归肝经、胃经、肾经。

[功效] 消痰软坚，利水退肿。主治瘿瘤，瘰疬，噎膈，脚气水肿。

[用法用量] 内服：煎汤，5～15克；或入丸散。

[**注意事项**] 脾胃虚寒者慎服。

海藻

[**性味归经**] 味咸,性寒。归肝经、胃经、肾经。

[**功效主治**] 消痰软坚,利水退肿。主治瘿瘤,瘰疬,脚气浮肿。

[**用法用量**] 内服:煎汤,5～15 克;或入丸散。外用:适量,研末敷或捣敷。

[**使用注意**] 脾胃虚寒者禁服。反甘草。

外治方法

◯ 穴位按压

丰隆(足阳明胃经穴)

[**定位**] 在小腿前外侧,当外踝尖上 8 寸,距胫骨前缘二横指(中指)。

[**取穴要点**] 腘横纹至外踝尖为 16 寸。

[**穴位释义**] 丰隆,丰盛之意,又雷神名,又云师名象地气升发,万物丰隆及小腿前方之肌肉高大丰满也。

阴陵泉(足太阴脾经穴)

[**定位**] 在小腿内侧,当胫骨内侧髁后下方凹陷处。

[**取穴要点**] 胫骨内侧髁位于小腿上端内侧的骨性膨大处。

[**穴位释义**] 阴陵,指人体内侧高起之处。泉,水从窟穴而出。穴在膝部内侧高大隆起处之下方,经气如泉水之

外流。与阳陵泉互相对待。

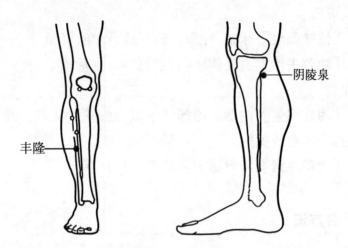

阴陵泉

丰隆

◐ 足浴保健

橘皮荷叶方

[组成] 荷叶 20 克,泽泻 15 克,山楂 20 克,川木瓜 20 克。

[功效] 健脾利湿化痰。

[临床应用] 将以上各味放入锅中,加水适量,煎煮 30 分钟,去渣取汁,倒入足浴器中,先熏蒸再足浴,每晚 1 次。7 天为 1 个疗程。

青陈皮山楂方

[组成] 青皮 20 克,陈皮 30 克,焦山楂 50 克,薄荷 10 克。

[功效] 理气健脾,消食和胃。

[临床应用] 将以上各味放入锅中,加水适量,煎煮 30

分钟,去渣取汁,倒入足浴器中,先熏蒸再足浴,每晚 1 次。7 天为 1 个疗程。

气郁质甲状腺疾病患者的中医养生指导

膳食调养

合欢金针解郁汤

[材料] 合欢皮(花)15 克,茯苓 12 克,郁金 10 克,浮小麦 30 克,百合 15 克,黄花菜 30 克,红枣 6 个,猪瘦肉 150 克,生姜 2 片,食盐适量。

[做法] 将以上各味洗净,稍浸泡;红枣去核;黄花菜洗净浸泡,挤干水;猪瘦肉洗净,不必刀切。一起与生姜放进瓦煲内,加入清水 2 500 毫升(10 碗量),武火煲沸后,改为文火煲约 2 小时,调入适量食盐便可。

[功效] 解郁忘忧,宁心安神。

菊花鸡肝汤

[材料] 鸡肝 100 克,菊花 10 克,茉莉花 24 朵,银耳 15 克,料酒、姜汁、食盐适量。

[做法] 鸡肝洗净切薄片,菊花、茉莉花温水洗净,银耳 15 克洗净撕成小片,清水浸泡备用。水烧沸,先入料酒、姜汁、食盐,随即下入鸡肝及银耳,煮沸,打去浮沫,待鸡肝熟,调味。再入菊花、茉莉花稍沸即可。

[**功效**] 疏肝清热,健脾宁心。

萝卜菌菇排骨汤

[**材料**] 肉排 500 克,白萝卜 200 克,蘑菇 50 克,金针菇 50 克,盐、味精、料酒、葱、姜适量。

[**做法**] 肉排切块,洗净后入沸水煮去血水。汤锅另备水,下余水后的小排,加料酒及姜片炖煮。洗净蘑菇、金针菇和萝卜,小排汤炖约 1 小时后萝卜切块,先放入汤内,熟后再放入蘑菇、金针菇,加盐和味精调味,小火焖至萝卜熟透,撒葱花。

[**功效**] 补肾养血,滋阴润燥,下气消食。

香菜萝卜生姜汤

[**材料**] 白萝卜 1 个,香菜 3 根,生姜 2 大片,冰糖适量。

[**做法**] 香菜洗净后,摘掉叶子留根茎;生姜切片;白萝卜洗净切片。将香菜、生姜片、白萝卜片,放入锅中,放适量水,加冰糖煮 15 分钟即可。

[**功效**] 健胃消食,止咳化痰,顺气利尿,清热解毒。

甘麦大枣粥

[**材料**] 大麦、粳米各 100 克,大枣 20 克,甘草 15 克。

[**做法**] 先煎甘草,去渣,后入小麦及大枣,煮为粥。

[**功效**] 益气宁心安神。

橘皮粥

[**材料**] 橘皮 30 克,粳米 100 克,白糖适量。

[**做法**] 橘皮研为细末备用。取锅放入冷水、粳米,先用旺火煮沸,然后改用小火熬煮,至粥将成时,加入橘皮末

和白糖,再略煮片刻即可。

[**功效**] 理气化痰,健脾除湿。

佛手粥

[**材料**] 佛手 10 克,粳米 100 克,白糖适量。

[**做法**] 佛手洗净,切碎,水煎取汁备用;待粳米粥八成熟时入药汁共煮至熟,入白糖少许调味食。

[**功效**] 疏肝理气,燥湿化痰,健脾和胃。

香菜粥

[**材料**] 香菜 25 克,粳米 50 克,红糖 10 克。

[**做法**] 香菜洗净切碎备用。粳米、红糖加水先煮成稀粥,然后放入香菜,再煮一沸,即停火待食。

[**功效**] 消食下气,温中止痛,健脾和胃。

佛手肉片

[**材料**] 猪肉 100 克,佛手瓜 250 克。

[**做法**] 将锅底放油烧热,肉片放入锅中翻炒变色后加入佛手瓜片翻炒片刻,放入少许盐、酱油翻炒均匀后出锅食用。

[**功效**] 行气止痛,和胃化痰。

解郁理气鱼

[**材料**] 八月札 30 克,砂仁 1.5 克,黄花菜 30 克,鳊鱼 1 尾 500 克,葱、姜、盐等各适量。

[**做法**] 八月札、砂仁煎煮 30 分钟后去渣取汁。鳊鱼去鳞及内脏,将黄花菜及鱼下锅并倒入药汁,加适量水,少许葱、姜、盐等佐料共煮。熟后吃鱼喝汤。

[**功效**] 疏肝理气,健脾和胃,解郁宁神。

芝麻酱拌莴笋叶

[材料] 莴笋叶 250 克,松子仁 30 克,芝麻酱 50 克。

[做法] 莴笋叶洗净,在沸水中余一下即捞入盘中;将松子仁捣烂,调入芝麻酱 50 克中,并与莴笋叶拌匀,可以加入少许酱油和味精调味,佐餐食用。

[功效] 消积下气,润肠通便。

黄花菜肉饼

[材料] 猪肉末 500 克,水泡黄花菜 250 克(干品约 100 克),面粉 500 克,葱、食盐各适量。

[做法] 猪肉末、黄花菜切碎,加入葱、食盐等调料调匀为馅备用;面粉加水合成面团,擀片,填夹猪肉黄花菜馅,再烙或油煎成饼。

[功效] 养血补虚,清热除烦,补脑益智。

双花西米露

[材料] 玫瑰花 20 克,茉莉花 20 克,西米 100 克,白砂糖适量。

[做法] 玫瑰花、茉莉花置入茶包,加开水冲泡,备用;西米投入沸水中,以中小火煮致半透明即可(5～6分钟),滤去煮西米的热水(带糊状);将半透明的西米倒入备好的玫瑰花、茉莉花水中,略加烧开,加入白糖少许调味即可。

[功效] 疏肝解郁,暖胃下气。

山楂银耳汤

[材料] 山楂 30 克,银耳 10 克,冰糖 30 克。

[做法] 将银耳泡发洗净后,与山楂一起放入锅中。加入 800 毫升清水用大火煮开,再用小火煮 30 分钟。放入冰糖,待冰糖化开后即可食用。

[功效] 健脾润肺,解郁理气,消食润肠。

香砂糖

[材料] 香橼 10~15 克,砂仁 5~10 克,白砂糖 200~300 克。

[做法] 香橼、砂仁研成细粉末备用。白糖放入锅中,加水适量,以小火慢慢煎熬至稠厚时,加入香橼粉、砂仁粉,一边搅拌调和均匀,一边继续以小火煎熬,熬到挑起糖成丝状而不黏手时停火。趁热倒入表面抹过食用油的搪瓷盘中,稍冷后按压平整,再切成小糖块即可。

[功效] 开胃,健脾,行气。

药茶调养

三花茶

[组成] 茉莉花 3 克,菊花 5 克,玫瑰花 3 克。

[用法] 将以上各味用开水冲泡后饮用。

萝卜茶

[组成] 白萝卜 100 克,红茶 3 克。

[用法] 萝卜洗净切片后下锅,加水约 600 毫升,大火烧开后,转用小火将萝卜煮烂。用煮好的萝卜水冲泡茶叶后饮用。

陈皮红枣茶

[组成] 陈皮 10 克(切丝),红枣 10 克(撕成小块),红茶 3 克。

[用法] 将以上各味用开水冲泡后饮用,冲饮至味淡。

佛手香橼茶

[组成] 佛手 5 克(鲜品 10 克),香橼 5 克(鲜品 10 克),桔梗 3 克,甘草 3 克。

[用法] 将以上各味一同研为粗末(鲜品需捣碎),置入茶包中,用开水冲泡后饮用,冲饮至味淡。

金橘茶

[组成] 小金橘 3～5 颗,话梅 2 颗,绿茶 3 克。

[用法] 将金橘洗净后切薄片待用。绿茶冲泡好后,加入切好的金橘片和话梅,待 3～5 分钟后即可饮用。

合欢安神茶

[组成] 合欢花 12 克,夜交藤 9 克。

[用法] 将合欢花、夜交藤用开水冲泡后饮用,冲饮至味淡。

柴郁茶

[组成] 柴胡 5 克,郁金 3 克,香附 3 克,白芍 3 克,橘叶 2 克,绿茶 5 克。

[用法] 将前五味用水煎煮,水沸后,冲泡绿茶饮用。

郁金木香茶

[组成] 郁金 5 克,木香 3 克,莪术 3 克,丹皮 3 克,花茶 3 克。

［**用法**］将以上各味用开水冲泡后饮用,冲饮至味淡。

二神茶

［**组成**］茯神 5 克,炒神曲 2 克。

［**用法**］茯神、炒神曲加水煎煮,沸后代茶饮。

和胃安神茶

［**组成**］茯神 3 克,焦枣仁 3 克,陈皮 2 克,炒谷芽 2 克,砂仁 0.5 克,甘草 3 克。

［**用法**］将以上各味加水煎煮,沸后代茶饮,冲饮至味淡。

香附薄荷茶

［**组成**］香附 5 克,薄荷 3 克,花茶 3 克。

［**用法**］将以上各味用开水冲泡后饮用,冲饮至味淡。

安神定志茶

［**组成**］炙远志、石菖蒲、茯苓各 6 克,人参或党参或西洋参 3 克(切薄片)。

［**用法**］炙远志、石菖蒲、茯苓一同研为粗末,置入茶包,与参片一起用开水冲泡后饮用,冲饮至味淡。

洋甘菊茶

［**组成**］干燥洋甘菊 3～5 克,绿茶 3 克。

［**用法**］将洋甘菊、绿茶用开水冲泡后饮用,可根据口味加入少许蜂蜜调味。

薰衣草茶

［**组成**］干燥薰衣草 3～5 克,薄荷叶 3 克。

［**用法**］将薰衣草、薄荷叶用开水冲泡,加盖闷置 5 分钟后饮用,可根据口味加入少许蜂蜜调味。

洛神花茶

[组成] 干燥洛神花 10 克,冰糖或蜂蜜适量。

[用法] 将洛神花置入杯中,用开水冲泡,加盖闷置 5 分钟后,加入冰糖或蜂蜜调味后即可饮用。

中药调养

经典方剂

白前汤

[方源]《圣济总录》卷一二五。

[组成] 白前、昆布(洗去咸,炙干)、厚朴(去粗皮,生姜汁炙)、陈橘皮(汤浸,去白,切,炒)、附子(炮裂,去皮脐)、海藻(洗去咸,炙干)、半夏(汤洗七遍)、杏仁(汤浸,去皮尖双仁,炒)、甘草(炙,锉)、小麦(醋浸,晒干)。

[用法] 上锉,如麻豆大。每服三钱匕,水一盏半,加生姜一枣大(拍碎),煎至八分,去滓,食后温服,一日三次。

[主治] 气瘿初作。

苏子膏

[组成] 腊月猪脂、苏子、桂心、大黄、当归、干姜、橘皮、蜀椒(汗)。

[用法] 上切。以水六升,煮取二升,去滓,纳猪脂消尽服。

[主治] 气瘿。

陈橘皮丸

[方源]《圣惠》卷八十九。

[**组成**] 陈橘皮(汤浸,去白瓤,焙)、麦冬(去心,焙)、赤茯苓、连翘、海藻(洗去咸味)、商陆(干者)、杏仁(汤浸,去皮尖双仁,铁炒微黄)、羊靥(炙黄)、槟榔。

[**用法**] 上为末,炼蜜为丸,如绿豆大。二三岁儿以温水送下七丸;儿大者,绵裹一丸如皂荚大,含咽津。不拘时候。

[**主治**] 小儿瘿气,咽喉噎塞。

海藻玉壶汤

[**方源**]《外科正宗》卷二。

[**异名**] 海藻消瘿汤(《嵩崖尊生》卷六)。

[**组成**] 海藻、贝母、陈皮、昆布、青皮、川芎、当归、半夏、连翘、甘草节、独活、海带。

[**用法**] 上药用水二钟,煎至八分,量病上下食前后服之。

[**功用**]《方剂学》:化痰软坚,消散瘿瘤。

[**主治**] ①《外科正宗》:瘿瘤初起,或肿或硬,或赤不赤,但未破者。②《方剂学》:肝脾不调,气滞痰凝。石瘿,坚硬如石,推之不移,皮色不变。

[**方论选录**]《方剂学》:本病多成于气滞痰凝,由气及血,以致气血结聚而成。故用海藻、昆布、海带化痰软坚,为治瘿瘤主药;青皮、陈皮疏肝理气,当归、川芎、独活活血以通经脉,配合理气药可使气血和调,促进瘿病的消散。象贝、连翘散结消肿,甘草调和诸药,共以收化痰软坚、行气活血之功。

⊙ **代表中草药**

柴胡

[**性味归经**] 味苦、辛,性微寒。入肝经、胆经、脾经。

[**功效**] 和解退热,疏肝解郁,开举阳气。

[**主治**] 感冒发热,寒热往来,胸胁胀痛,月经不调,子宫脱垂,脱肛。

[**用法用量**] 水煎服 3～10 克;或入丸散。

[**注意事项**] 本品有升发之性,故真阴亏损、肝阳上升者忌服。

[**临床应用**]

(1) 用于甲状腺腺瘤、甲状腺囊肿,与当归、白芍、茯苓等配伍,方如逍遥散。

(2) 用于急性甲状腺炎,亚急性甲状腺炎,与生地黄、当归、白芍、川芎等配伍,方如柴胡清肝汤。

(3) 用于单纯性甲状腺肿大,与当归、白芍、茯苓等配伍,方如逍遥散。

(4) 用于甲状腺功能亢进症,与黄芩、法半夏、茯苓配伍,如小柴胡汤。

香附

[**性味归经**] 味辛、甘、微苦,性平、偏温。归肝经。

[**功效**] 疏肝理气,调经止痛。

[**主治**] 肝郁气滞,胸胁院腹胀满,寒疝腹痛,月经不调。

[**用法用量**] 水煎服 6～12 克。醋炙止痛力强。

[**注意事项**] 本品虽性平偏温,然微苦燥,能耗散气血,故血虚气少者慎用。

[**临床应用**]

（1）用于甲状腺瘤,常与牡蛎、郁金、白芍、贝母、青皮等配伍。

（2）用于甲状腺囊肿,常与炙乳香、炙没药、穿山甲、三棱等配伍。

（3）用于甲状腺单发结节,常与海藻、昆布、海蛤壳、夏枯草等配伍,水煎服,每日 1 剂,10 天为 1 个疗程。

（4）用于良性单纯性甲状腺肿,常与海藻、昆布、海带、牡蛎、夏枯草等同用。

外治方法

穴位按压

太冲（足厥阴肝经穴）

[**定位**] 在足背侧,当第 1 跖骨间隙的后方凹陷处。

[**取穴要点**] 第 1 跖骨间隙位于第 1、2 趾间,趾蹼缘后方的凹陷处。

[**穴位释义**] 太,至也,极也,高大与尊贵之意。冲,冲要,又通冲,冲和与冲虚之意。太冲,脉名。地居冲要,脉气盛大,且有宁静聪明之象。

膻中（奇经八脉之任脉穴）

[**定位**] 在胸部,当前正中线上,平第 4 肋间,两乳头连

线的中点。

［取穴要点］胸骨角(胸骨柄和胸骨体相接处向前突起的骨性标志)平对第 2 肋,向下数至第 4 肋骨即可。

［穴位释义］膻,同袒。中,指胸中。膻中,心包络名。袒胸露乳,此处又正当其中。《素问·灵兰秘典论》:"膻中者,臣使之官,喜乐出焉。"《灵枢·胀论》:"膻中者,心主之宫城也。"穴为心包之募,内外相应也。位于两乳之中,必须袒胸而取,此膻中另一义也。

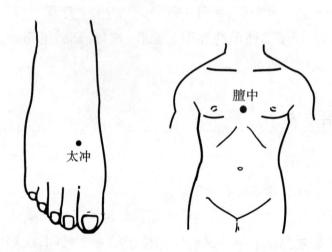

足浴保健

金橘叶郁金方

［组成］金橘叶 100 克,郁金 30 克,玄胡、川芎各 15 克。

［功效］疏肝解郁,理气通络。

［临床应用］将以上各味放入锅中,加水适量,煎煮 2

次,每次 30 分钟,合并滤液,倒入足浴器中,先熏蒸再足浴,每晚 1 次。7 天为 1 个疗程。

柴胡青皮方

[**组成**] 柴胡 30 克,青皮 30 克,枳壳 20 克。

[**功效**] 疏肝解郁,理气通络。

[**临床应用**] 将以各味放入锅中,加水适量,煎煮 2 次,每次 30 分钟,合并滤液,倒入足浴器中,先熏蒸再足浴,每晚 1 次。7 天为 1 个疗程。

阴虚质甲状腺疾病患者的中医养生指导

膳食调养

莲子百合煲瘦肉

[**材料**] 莲子 20 克,百合 20 克,猪瘦肉 100 克,盐适量。

[**制作**] 用莲子、百合、猪瘦肉,加水适量同煲,肉熟烂后用盐调味食用,每日 1 次。适用于阴虚质见干咳、失眠、心烦、心悸等症者食用。

[**功效**] 清心润肺,益气安神。

蜂蜜蒸百合

[**材料**] 百合 120 克,蜂蜜 30 克。

[**制作**] 将百合,蜂蜜拌均匀,蒸至其熟软。时含数

片,咽津,嚼食。适用于肺热烦闷或燥热咳嗽、咽喉干痛等症。

[功效] 补肺,润燥,清热。

荷叶杞子蒸水鱼

[材料] 鲜荷叶1大块(足以覆盖整个碟或蒸笼),枸杞30克,水鱼1条(约500克),油、盐适量(3~4人分量)。

[制作] 将水鱼屠宰、清洗、切件后放在覆盖碟或蒸笼盛的鲜荷叶面。清洗后的枸杞散放在切件的水鱼上,蒸约45~60分钟至熟透。

[功效] 滋阴清热,平肝明目。

芡实老鸭

[材料] 芡实300克,老鸭1只(洗净切块),葱、姜、盐等调味品适量。

[制作] 原料入锅,加适量水,大火烧开后换文火煮至鸭肉酥烂即可食用。

[功效] 益肾固精,补脾止泻,祛湿止带。

[备注] 鸭肉性凉,味甘、咸、归脾、胃、肺、肾经。其蛋白质含量大大高于畜肉且脂肪含量少于猪肉,并含有不饱和脂肪酸和短链饱和脂肪酸,消化吸收率较高。鸭肉还含有糖及各种维生素、矿物质,其中B族维生素和维生素E含量较高,一般人均可食用,为夏季滋补佳品。鸭肉性偏凉,适合体虚易上火人群食用。

甲鱼二子汤

[材料] 甲鱼1只与女贞子、枸杞各20克。

［制作］甲鱼与女贞子、枸杞同煮汤,加调味,食甲鱼饮汤,连食数剂。

［功效］可补阴虚和治肝肾阴虚所致的腰痛,遗精、头晕、目花等症。

秋梨燕窝

［材料］秋白梨 2 个,燕窝 5 克,冰糖 10 克。

［制作］秋白梨切掉柄端,挖出核心,将燕窝、冰糖同放于梨中,用柄盖好,以竹签插定,略加水蒸熟食,每日早晨食用。

［功效］燕窝滋阴润肺,白梨、冰糖润燥化痰。适用阴虚体质偏于肺阴虚的。

牛乳燕窝汤

［材料］燕窝 6 克,牛奶 500 克。

［制作］燕窝隔水炖熟,加牛奶煮沸,一同服用。

［功效］燕窝益脾和胃,润燥去枯的作用,加上牛乳益胃润燥,所以阴虚体质偏于肺阴虚的人可以选用。

菊花肝膏

［材料］猪肝 500 克,清汤 1 000 克,鸡蛋 3 个,鲜菊花 10 克。

［制法］将猪肝用刀背砸成泥状,加入适量鲜汤及鸡蛋清、料酒等调味品,搅匀上笼蒸。在蒸的过程中掀盖撒上鲜菊花。等肝膏熟后,将其余清汤和调料烧沸调好,浇入盛肝膏碗中即成。

［功效］滋补肝肾。

蚌肉田螺汤

[材料] 蚌肉 50 克，田螺 50 克。

[制法] 田螺养清水中漂去泥，置清水中浸一夜，放入洗净的蚌肉，一起煮沸即可饮用。每日 1 剂，不拘时频饮。

[功效] 清热生津明目。

百合生梨饮

[材料] 百合 30 克，生梨 1 只，冰糖 30 克。

[制法] 生梨切成片与百合加水共煎，放入冰糖溶化，即可食用。每日 1 剂，不拘时随时饮之。

[功效] 滋阴润燥，养心安神。

沙参山药粥

[材料] 沙参、山药、莲子、葡萄干各 20 克，糖适量，粳米 50 克。

[制作] 先将山药切成小片，与莲子、沙参一起泡透后，再加入所有材料，放入砂锅内加水用火煮沸后，再用小火熬成粥。

[功效] 益气养阴，健脾养胃，清心安神。

沙参老鸭汤

[材料] 老鸭 1 只，沙参 50 克。

[制作] 老鸭剁块，飞水，油锅爆炒入料酒，炒出香味，将浸泡好的沙参，入净布包起，放入砂锅内同老鸭一同小火微煲，直至酥软，加入调料上桌即可食之。

[功效] 益气养阴，补中安脏，清火解热。

沙参薏苡仁粥

[材料] 沙参 30 克,绿豆 50 克,薏苡仁 30 克,白米 100 克,冰糖适量。

[制作] 把绿豆、薏苡仁、白米洗净,用砂锅煮粥,熟后再加入冰糖,拌匀即可食用。

[功效] 养阴清热,祛湿解暑。

黑豆枸杞粥

[材料] 黑豆 100 克,枸杞 5 克,红枣 10 枚。

[制作] 取黑豆、枸杞、红枣,一起放入锅内,加水适量,用武火煮沸后,改用文火熬至黑豆烂熟即可。

[功效] 滋补阴精。

番茄猪皮汤

[材料] 番茄 150 克,猪皮 100 克,葱、香油、食盐各适量。

[制作] 将原料洗净切好后,先将猪皮加水熬汤,待汤泛白后,加入番茄稍煮片刻,将起锅时放入调料调味即可。

[功效] 滋阴养血。

药茶调养

枸柏大枣茶

[组成] 枸杞 12 克,柏子仁 12 克,大枣 5 枚。

[用法] 将以上各味共煮沸后加糖代茶饮。

冰糖银耳茶

[组成] 银耳 20 克,茶叶 5 克,冰糖 20 克。

[用法] 先将银耳洗净加水与冰糖（勿用绵白糖）炖熟；再将茶叶泡5分钟取汁和入银耳汤，搅拌均匀服用。银耳配冰糖可助滋养润肺、止咳化痰之力，配茶叶取其消痰火于利湿之中，兼有消炎之功效。

莲心茶

[组成] 麦冬12克，莲心3克，绿茶3克。

[用法] 将以上各味用沸水冲泡饮用。每日1剂，不拘时频饮。

玉竹茶

[组成] 玉竹10克，绿茶3克。

[用法] 将玉竹、绿茶用300毫升开水冲泡后饮用。可酌量加冰糖。

薄荷甘草露

[组成] 薄荷10克，生甘草3克，蜂蜜适量。

[用法] 将薄荷、生甘草加适量水，加盖煮沸15分钟，放温加蜂蜜即可饮用。

甘草莲心茶

[组成] 莲子心2克，生甘草3克。

[用法] 将莲子心、生甘草开水冲泡，代茶饮，每日数次。

甘草菊花桑叶茶

[组成] 生甘草6克，菊花3克，桑叶3克。

[用法] 将以上各味用开水泡10分钟即可。

枸杞菊花红枣茶

[组成] 枸杞10粒，菊花3朵，红枣4颗。

[用法] 将以上各味茶杯中,用开水冲泡即可。

菊花橄榄茶

[组成] 菊花5朵,橄榄2枚,铁观音3克。

[用法] 将以上各味用沸水冲泡,代茶饮。

桑葚茶

[组成] 桑葚干40克,冰糖适量。

[用法] 将桑葚干用温水清洗1～2遍,以去掉泥沙;然后将桑葚干、冰糖用开水冲泡15分钟,即可。

决明菊花山楂茶

[组成] 决明子(略捣碎)10克,菊花5克,山楂15克。

[用法] 将以上各味用沸水冲泡,加盖焖约30分钟即可。

中药调养

经典方剂

麦冬丸

[方源]《圣济总录》卷一二五。

[组成] 麦冬(去心,焙),昆布(洗去咸,焙)各三分,黄芪(焙)、大黄(锉,蒸)、陈橘皮(汤浸,去白,焙)、杏仁(汤浸,去皮尖双仁,炒)、甘草(炙,锉)各一两。

[用法] 上为末,炼蜜为丸,如弹子大。每服一丸,含化。

[主治] 瘿肿闷。

祛毒化肿汤

[**方源**]《杏苑》卷七。

[**组成**] 连翘、天花粉、当归、贝母、黄芩(酒炒)、甘草节、桔梗、柴胡、昆布、海藻、瓜蒌仁。

[**用法**] 上㕮咀,水煎熟,食远温服。

[**功用**] 祛毒化肿。

[**主治**] 瘿气发于颈项。

松萝丸

[**方源**]《圣济总录》卷五十四。

[**组成**] 松萝(生)半两,山豆根(生)、防风(去叉)、海藻(洗去咸,炒)、连翘、木通(锉)、槟榔(锉)、青竹茹、昆布(洗去咸,炒)。

[**用法**] 上为末,炼蜜为丸,如梧桐子大。每服三十丸,食后温酒送下,一日三次。

[**主治**] 上焦热结攻注,咽颈赤肿,饮食不下,欲成瘿气。

代表中草药

龟板

[**性味**] 味甘、咸,性寒。

[**功效**] 滋阴清热,养心安神。

[**主治**] 现多用于毒性弥漫性甲状腺肿、老年人甲亢、儿童甲亢等见有上症属于肝肾阴虚,虚火上炎者。

[**用法用量**] 水煎服,15～30克,龟板宜先煎。临

床用于滋阴清热,宜生用;养心安神可生用,亦可醋炙用。

[**使用注意**] 脾胃虚寒,纳呆便溏者慎用。

[**临床评价**]

(1) 龟板与鳖甲的功效、主治甚为相似,都有滋阴清热作用,都可用于甲亢属阴虚火旺者。所不同者,龟板重在"入肾",尤宜于肾阴虚,虚火旺者;鳖甲则重在"入肝",宜用于肝阴虚,虚火旺者。

(2) 据古籍记载,龟板因有软坚祛瘀作用而被用于治难产,因此,甲亢合并妊娠者,宜慎用龟板。

五味子

[**性味归经**] 味酸,性温。归心经、肺经、肾经。

[**功效**] 敛肺益肾,生津敛汗,涩精止泻,养心安神。

[**主治**] 久咳虚喘,津伤口渴,自汗盗汗,久泻不止,心悸失眠多梦。

[**用法用量**] 水煎服3～12克;研末服1～3克。生津止渴、敛汗宜用生五味子;滋阴润肺、益肾固精宜用制五味子。

[**注意事项**] 表邪未解、内有实热、咳嗽初起、麻疹初发忌用。

[**临床应用**]

(1) 用于甲状腺功能亢进症,见心悸、心烦、多汗、口渴,可与柏子仁同用。

(2) 用于桥本氏甲状腺炎,表现为心悸、怕热、汗出等症,可与党参、麦冬配伍。

外治方法

➡ 穴位按压

太溪（足少阴肾经穴）

[**定位**] 在足内侧，内踝后方，当内踝尖与跟腱之间的凹陷处。

[**穴位释义**] 太，高大与尊贵之意。溪，指山洼流水之沟；又筋膜之连接处，即古之所谓"肉之小会"。穴在内踝与跟腱间形如溪谷之处，乃人身孔穴中之尊贵者也。肾为十二经生气之原，太溪又为肾之原穴，乃人身元气旺盛与尊贵之处也。又《素问·金匮真言论》："肾藏精，病在溪。"病与穴应更见其要，故以此尊称之。

命门（奇经八脉之督脉穴）

[**定位**] 在腰部，当后正中线上，第 2 腰椎棘突下凹陷中。

[**取穴要点**] 两侧髂嵴最高点的连线平对第 4 腰椎棘突，向上依次数至第 2 腰椎棘突。

[**穴位释义**] 命，指生命，重要之意。门，见云门条。指其为生气出入通达与维系生命之处。人身命门之处不一：《灵枢·根结》以目为命门；《道经》命门之处更多；此则以《难经·第三十六难》，谓两肾之间为五脏六腑之本，生命之源，是男子藏精女子系胞之处，称为命门；以及《黄庭中景经》李注："命门，一名玉都，下丹田也。精气出入，神之所居，当脐后是也。"穴在两侧肾俞

之中,以内外相应而得名。

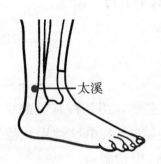

太溪

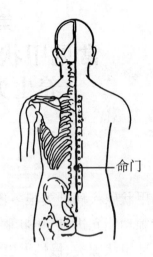

命门

> 足浴保健

黄精贞乌方

[**组成**] 女贞子 30 克,何首乌 30 克,黄精 30 克。

[**功效**] 滋阴润燥,毓养肝肾。

[**临床应用**] 将以上药物同入锅中,加水适量,煎煮 2 次,每次 30 分钟,合并滤液,倒入足浴器中,先熏蒸再足浴,每晚 1 次。7 天为 1 个疗程。

艾叶银翘方

[**组成**] 艾叶、金银花、连翘各 30 克。

[**功效**] 滋阴降火。

[**临床应用**] 将以上药物同入锅中,加水适量,煎煮 2 次,每次 30 分钟,合并滤液,倒入足浴器中,先熏蒸再足浴,每晚 1 次。7 天为 1 个疗程。

第四章
常见甲状腺疾病中医养生方法指导

甲状腺疾病种类很多,这里主要介绍几种常见的疾病:甲状腺功能亢进症、甲状腺功能减退症、单纯性甲状腺肿、亚急性甲状腺炎、慢性淋巴细胞性甲状腺炎。

甲状腺功能亢进症

甲状腺功能亢进症当属于中医学"瘿病"、"瘿气"、"气瘿"、"中消"、"肝郁"、"肝火"等范畴。《素问·疏五过论》中曰:"离绝菀结,忧恐喜怒,五脏空虚,气血离守。"《素问·刺节真邪论》中说:"宗气不下,脉中之血,凝而留止。"晋《小品方》中有"恚气结瘿",隋代《三因极一病症方论·瘿瘤证治》谓:"此乃因喜怒忧思有所郁而成也"、"随忧愁消长"。《备急千金方》提出"忧瘿"之名,《医学入门·瘿瘤篇》曰:"内因忧怒无节,气道留滞","瘿气……由忧虑所生"。这些皆说明精神情感变化,忧愁思虑,恼怒怨恨,气血不和,可致

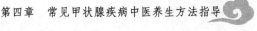

本病。

病因病机

中医认为本病的发生与情志所伤、体质因素、疲劳太过关系密切。

情志所伤

七情是人体对客观外界事物的不同反映,属正常的精神活动范围。若突然、强烈,或长期、持久的精神刺激,则影响人的生理,使机体阴阳失调,脏腑气血功能紊乱,而导致疾病的发生。肝主疏泄,性喜条达。忧愁思虑,抑郁不解,恼怒创伤,损及于肝,肝失疏泄,木失条达,则肝气不舒,气机郁滞,津凝为痰,灼液为瘿,或气郁化火,炼液为痰,痰气瘀阻,奎结颈前,形成瘿病,且病情消长常与情志波动相关。故古人皆以"忧恚气结"、"忧怒无节"、"忧愁"论之,离不开情志内伤。如《诸病源候论·瘿候》曰:"瘿者,忧恚气结所生"、"动气增患"。若情志郁怒,则肝失疏泄,气机郁滞,日久化火,如刘河间所云:"五志过极则为火也。"《医醇剩义》亦云:"遏抑者,为郁火。"《医学入门·瘿瘤篇》进一步明确指出:"七情不遂,则肝郁不达,郁久化火生风"。肝气郁久,则郁火内生,可有以下病理变化。

(1)肝火亢盛,火性炎上而致急躁易怒、面部烘热、口干口苦、目赤。

（2）肝火上扰，灼伤心阴，或火扰于心，心神不安，则见心悸、失眠。

（3）气火横逆，犯胃侮土，蕴结阳明，胃热则消谷善饥；胃火炽盛，耗竭胃阴，加之脾为肝侮，生化乏源，肌肉失养，故虽能食，但形体消瘦。

（4）肝火上炎，风阳内动，则见头晕目眩、眼睑及手指颤动。

（5）痰火上攻于目，痰血塞滞于肝之窍，则可见眼球突出、眼瞳如怒视之状。

（6）木旺犯脾，健运失司，则可见纳谷不化、大便清薄。

（7）肝火既旺，又易伤阴，肝阴不足，久必及肾，肝肾阴虚，水不涵木，则见筋脉失养、肢萎无力、麻木颤抖；精血不足，形体失养，则见消瘦乏力、女子月经量少或闭经、男子阳痿。

体质因素

体质秉承于先天，得养于后天。中医学认为"人之始生，以母为基，以父为楯……血气已和，营卫已通，五脏已成，神气舍于心，魂魄毕具，乃成为人。"先天禀赋的不同决定了体质差异的存在，故禀赋有阴阳，脏气有强弱。正如《灵枢·寿夭刚柔》曰："人之生也，有刚有柔，有强有弱，有短有长，有阴有阳"。清·程芝田《医学心传》亦云："凡人阴脏、阳脏、平脏，木性使然"。素体阴虚之人，或产后气阴俱亏，或女子发育不良，哺乳均可造成肝肾阴血不足。遇有情志因素常易引起气滞痰结,肝郁化火等病理变化,而患甲亢。诚如《医学入门》中云:"瘿气……或肾气亏虚,邪乘经产之虚。"《圣济总录》亦云"妇人多有之,缘忧虑有甚于男子也"。

◆ 劳倦过度

适当的劳作,包括脑力劳动及体力劳动,为人们正常生活及保持健康所必需。但疲劳过度则于人体有害,不知自量而务以勉强,一应妄作妄为,皆能致损。《素问·举痛论》曰"劳则气耗"。《素问·宣明五气论》云:"久视伤血,久立伤骨,久行伤筋。"长期劳倦过度则损伤心脾,暗耗阴血,抑郁气机,血行不畅,痰湿内生,且易受邪扰,进而加重或诱发甲亢。

总之,本病病位主要在肝,与心、脾、胃、肾有关。初起多实,以气滞、郁火、痰凝、血瘀为主;中期虚实夹杂,多为阴虚阳亢,或夹痰气瘿结;病久则气阴两虚,甚则渐损及阳,而成脾肾阳虚或阴阳两虚之候。

辨证治疗

◆ 分型论治

本病的辨证,当分新久、标本、虚实。新病多实,应辨清气、火、痰、风之异,其中火旺者尚须辨肝火、心火、胃火之偏盛;久病多虚,当辨清阴虚火旺、气阴两虚、阴阳两虚之别,其中还应辨清心、肝、脾、肾等脏器的亏虚。病久体虚,致痰瘀阻滞或夹杂气火痰瘀者,则属虚实夹杂证。标实为气滞、郁火、痰凝、血瘀、风动,多以气滞为先,郁火为多;本虚为气血阴阳的亏虚,且以阴血不足为主。

气郁痰阻证

[**症状**] 颈前瘿肿,质软不痛,颈部觉胀,咽梗如炙,胸闷、喜太息,或兼胸胁窜痛,烦躁郁怒,病情波动常与情志因素有关,舌质淡红、苔薄白腻,脉弦或弦滑。

[**治法**] 疏肝解郁,化痰消瘿。

[**方剂**] 四海舒郁丸或柴胡疏肝散合二陈汤加减。

四海舒郁丸加减:昆布 10 克,海带 10 克,海藻 10 克,海浮石 15 克,海蛤壳 15 克,陈皮 6 克,郁金 10 克,香附 10 克,川芎 10 克。

柴胡疏肝散合二陈汤加减:柴胡 6 克,炒枳实 10 克,赤白芍(各)10 克,制香附 10 克,陈皮 6 克,法半夏 10 克,川芎 10 克,夏枯草 15 克,白芥子 10 克,象贝母 10 克,牡蛎(先煎)30 克,郁金 10 克。

四海舒郁丸以含碘较多的昆布、海带、海藻、海浮石为主,可用于甲亢早期以轻度瘿肿为主,但尚无明显的阳亢化火临床表现之时,只宜短期使用,久服有"失效"、复发现象。故用柴胡疏肝散合二陈汤,加含碘较少的夏枯草、牡蛎化痰软坚之品较为平妥。

若胸闷气憋者,可加厚朴、全瓜蒌以理气解郁;咽颈不适,声音嘶哑者,可加桔梗、牛蒡子、木蝴蝶、射干以利咽消肿;脘腹胀满,大便溏薄者,可加白术、山药、扁豆以健脾益气;泛恶者,可加竹茹、茯苓和胃降逆;心悸者加珍珠母、代赭石镇心宁神;甲状腺肿大者,加鳖甲以软坚散结;瘿肿,目突,舌质暗红,有瘀点,脉涩者,可加桃仁、红花、丹参、益母草以活血化瘀;烘热盗汗,舌红苔少者,可加玄参、知母、黄柏以养阴清热。

痰瘀互结证

[**症状**] 颈前瘿肿,按之较硬或有结节,肿块经久未消,赤络显露,呼吸不畅,声音嘶哑,呛咳气急,或吞咽困难,胸闷纳差,舌暗或有舌下脉络怒张青紫,舌苔薄白或白腻,脉弦或涩。

[**治法**] 理气活血,化痰消瘿。

[**方剂**] 三棱化瘿汤加减。

三棱化瘿汤加减:三棱10克,莪术10克,青皮10克,陈皮10克,法半夏10克,贝母10克,连翘15克,当归10克,川芎10克,甘草5克。

结块较硬及有结节者,可酌加皂角刺、穿山甲、丹参等以活血软坚,消瘿散结;胸闷不舒者,可加郁金、香附以理气开郁;郁久化火而见烦热,舌红苔黄,脉数者,可加夏枯草、牡丹皮、玄参以清热泻火;呼吸不畅者,可加瓜蒌、桔梗以宽胸散结,宣通肺气;声音嘶哑者,可加木蝴蝶、射干、桔梗以利咽开音;吞咽不利者,可加代赭石、旋复花以镇逆下气。

本型可见于甲亢各证中。临床以瘿肿坚硬,经久不消为特点。治当化痰行瘀,消瘿散结。黄药子有良好的软坚散结,清热解毒,消散瘿肿作用,故常被医家们用于治疗甲亢及甲状腺腺瘤。但应注意,黄药子有小毒,应当在医生处方下使用。其直接毒性作用是该药或其代谢产物在肝内达到一定浓度时干扰细胞代谢的结果,若应用不当,极易造成毒副反应。最常见的为药物性肝炎,也可见肾功能损害。一般以每日不超过 10 克,最多不超过 12 克为宜,且只宜暂用,不宜久用。注意密切观察药后反应,定期(半月 1 次)检查肝肾功能。一旦出现肝肾功能异常,目睛黄染,小便异常,恶心呕吐,腹痛等毒副反应,当立即停药,切勿疏忽大意。

肝火旺盛证

[**症状**] 颈前轻度或中度肿大,一般柔软、光滑。烦躁不安,性急易怒,恶热多汗,面赤口苦,口渴多饮,心悸失眠,手指颤抖,舌质红、苔薄黄,脉弦数。

[**治法**] 清肝泻火,散结消瘿。

[**方剂**] 龙胆泻肝汤或栀子清肝汤加减。

龙胆草 10 克,夏枯草 15 克,牡丹皮 10 克,栀子 10 克,黄芩 10 克,丹参 10 克,赤芍 10 克,生地黄 10 克,瓜蒌 15 克,珍珠母 30 克。

手指颤抖者,加钩藤、石决明、白蒺藜、牡蛎平肝熄风;胃热内盛,多食易饥者,加生石膏、知母清泻胃热;心火旺,心悸频作,夜寐不安者,可加黄连、莲子心以清心泻火;汗多者,加五味子、浮小麦、瘪桃干以敛汗固津;手抖甚者,可加白芍、白蒺藜以平肝熄风;口干,舌红少津者,可加玄参、麦冬、天花粉以滋阴生津；目赤睛突者，可加青葙子、菊花清肝明目；若甲状腺肿大甚者，可加瓦楞子、白芥子、赤芍、三棱、莪术以祛痰化瘀软坚。

本型是代谢率增高的主要表现，以阳亢化火为主要见症，故以清肝泻火为主要治则。但火旺除见肝火外，尚可有心火、胃火之症，治当兼顾之。火盛伤阴，应注意敛阴养阴。对气郁化火的甲亢，苦寒虽能折其郁火，但单用苦寒泻火则收效甚微。若已见有阴虚血少之证，应加养血滋阴之品，否则一味清火，苦寒化燥，更损阴津。

心肝阴虚证

[症状] 瘿肿或大或小、质软，病起较缓，心悸不宁，心烦少寐，易出汗，手指颤动，眼干目眩，倦怠乏力，舌质红，舌体颤动、苔少，脉弦细数。

[治法] 滋养阴精，宁心柔肝。

[方剂] 天王补心丹、一贯煎加减。

生地黄 10 克，玄参 10 克，麦冬 10 克，天冬 10 克，枸杞 10 克，太子参 10 克，茯苓 10 克，五味子 10 克，当归 10 克，丹参 10 克，酸枣仁 20 克，远志 10 克。

若手指及舌体颤抖者，加钩藤、白蒺藜、白芍以平肝熄风；大便稀溏，便次增加者，加白术、薏苡仁、山药、麦芽以健运脾胃；颧红，潮热盗汗，脉细数者，可加知母、地骨皮、银柴胡以滋阴清热；瘿肿者，可加鳖甲、龟板以滋阴软坚，散结消瘿；肾阴亏虚而见耳鸣，腰酸膝软者，酌加龟板、桑寄生、女贞子以滋补肾阴；病久肝肾亏虚，精血不足而消瘿乏力，妇女月经量少或经闭,男子阳痿者,可酌加山茱萸、熟地黄、制首乌、菟丝子等滋养精血。

本型多见于甲亢病程中,火盛伤阴者。临床当根据心、肝、肾阴液亏虚的不同或偏重,分别选用滋补心阴、滋阴养肝或填补真阴之法。偏于心阴不足者,可选天王补心丹加减;偏于肝阴不足者,可选一贯煎加减;偏于肾阴不足者,可选左归丸加减。

阴虚风动证

[**症状**] 瘿肿或大或小,头晕目眩,目睛突出,口咽干燥,颧红耳鸣,急躁易怒,心悸易惊,失眠多梦,手指震颤,甚则猝然晕倒,手足拘急或抽搐,腰膝酸软,男子或见遗精,女子或见月经不调,舌红或绛无苔,脉弦细数。

[**治法**] 滋阴养血,柔肝熄风。

[**方剂**] 阿胶鸡子黄汤合大定风珠加减。

阿胶 10 克(烊化),鸡子黄 1 个,生地黄 12 克,白芍 10 克,天麻 10 克,钩藤 20 克,石决明 30 克,生牡蛎 30 克(先煎),茯神 15 克,夜交藤 20 克,甘草 6 克。

肝肾阴虚较甚者,加何首乌、枸杞、女贞子、龟板等滋补肝肾;眩晕重者,酌加羚羊角(或山羊角)、白蒺藜等平肝熄风;耳鸣明显者,加磁石、五味子滋肾潜阳;失眠重者,酌加酸枣仁、百合、夜交藤等养阴安神;突眼,目赤者,可加白蒺藜、草决明以清肝明目;瘿肿较大者,酌加玄参、夏枯草等养阴清热,散结消瘿;男子遗精,酌加知母、黄柏、芡实、金樱子等滋阴降火,益肾固精;月经不调,先期而止,酌加女贞子、旱莲草、仙鹤草等滋阴补肾,收敛止血;月经后期而至,酌加丹参、泽兰、益母草等活血通经。

本型是甲亢患者临床上最常见的证候之一,临床症状较多,治当滋阴养血,柔肝熄风为要。在治法、主方拟定后,可随其不同症状予以加减。

气阴两虚证

[**症状**]颈部瘿肿,神疲力乏,口干咽燥,气促汗多,五心烦热,肢软身重,头晕失眠,心悸善忘,纳谷少思。或兼急躁指颤,面红口苦;或兼大便溏薄,下肢浮肿。舌质偏红,舌苔薄白,脉沉细数,或见结代。

[**治法**]益气养阴,散结消瘿。

[**方剂**]生脉散合牡蛎散加减。

生脉散合牡蛎散:黄芪 10 克,太子参 10 克,麦冬 10 克,白芍 10 克,生地黄 10 克,夏枯草 10 克,党参 10 克,白术 10 克,陈皮 6 克,生麦芽 15 克,牡蛎 30 克(先煎),炙甘草 6 克。

若气虚汗多者可生黄芪、炙黄芪并用,佐以瘪桃干、浮小麦以固表敛汗;脾虚便溏者,去生地黄,加山药、炒扁豆、建曲以健脾止泻;口渴喜饮者,酌加乌梅、天花粉等生津止渴;心烦不宁者,酌加百合、酸枣仁、夜交藤等养心安神;腰酸肢软者,可加川断、杜仲补肾壮腰;头晕目眩者,加枸杞、菊花、川芎;虚烦不寐者,加酸枣仁、柏子仁、夜交藤养心安神;阴虚风动,手指颤抖者,加珍珠母、龟板、鳖甲以滋阴熄风;甲状腺肿大者,加白芥子、浙贝母以软坚化痰;颈部粗肿质硬者,酌加丹参、赤芍、穿山甲以活血软坚,散结消瘿。

本型多见于甲亢病久患者,虽以气阴两虚为主要见症,但有时仍可兼肝火、心火之征,甚至阴虚风动之象。治疗宜在益气养阴的基础上,稍佐清降之剂。如肝火旺可加龙胆草,心火旺可加黄连,但用量皆宜轻。在气阴二顾之际,滋阴药应防其滋腻有碍气机运行,故宜用生地黄,不宜用熟地黄、阿胶,并可加理气助运之品。

脾肾阳虚证

[**症状**] 瘿肿质软,表情淡漠或神情呆滞,面色不华,肢体浮肿,身不怕热反畏寒肢冷,饮食不多反不欲纳食,腹胀便溏,倦怠嗜卧,腰膝酸软,男女性欲低下,舌质淡、苔薄白、脉沉细或沉迟。

[**治法**] 温补脾肾。

[**方剂**] 真武汤、附子理中丸和金匮肾气丸化裁。

制附子 10 克,肉桂 3 克,炮姜 3 克,党参 10 克,白术 10 克,茯苓 10 克,山药 10 克,熟地黄 10 克,白芍 10 克,陈皮 6 克,甘草 5 克。

神疲乏力,纳呆食少者,加黄芪、神曲、炒麦芽以补气助运;腹胀便溏者,可加淫羊藿、巴戟天、补骨脂、芡实以温补脾肾;浮肿甚者,加车前子、泽泻、薏苡仁以利水消肿;腰膝酸软者,加桑寄生、杜仲等温肾壮骨;颈前瘿肿,舌暗红者,可加桃仁、红花、浙贝母等祛瘀化痰散结。

本型少见,可见于甲亢晚期,体弱或老年患者。多因甲亢病久,阴损及阳,而致脾肾阳气亏虚,病情深重。临证当明辨治之。

辨病治疗

清热泻火：本病在瘿肿之时，一般以纳亢、急躁、多汗、手抖、突眼、消瘦等阳热亢盛表现为主，故治疗应清热降火。临证需区别实火与虚火。肝火盛者，选用龙胆草、夏枯草、黄芩；胃热盛者，选用石膏、知母；心火盛者，选用黄连、淡竹叶；阴虚火旺者，选用生地黄、玄参、麦冬、天花粉。

消瘿散结：本病为气火痰瘀交结，阻于颈前下方，遂成瘿肿之患。在整个病程中消瘿散结是其重要的治则。理气、清热、化痰、活血皆可散结。若仅以颈部瘿肿为主，而无明显阳热亢盛之证者，可酌加海藻、昆布、海蛤壳、黄药子等以化痰消瘿，散结消肿。但黄药子有一定毒性，故不可久用，且量不宜大，一定要由专业医生来开具处方。结合辨证常选用理气散结、化痰散结、活血散结、养阴散结之品。

饮食药膳调养

食疗调养

双耳汤：银耳、黑木耳温水泡发，洗净，加水适量，放入冰糖，用文火蒸 1 小时即成，每日服 1 次。有养阴益精之效。用于阴虚内热证。

发菜粥：先将发菜 15 克洗净切细，与粳米 50 克同煮粥,空腹食之。有软坚散结、益精养血之效。用于甲亢瘿肿,精血亏虚者。

淡菜粥:淡菜 50 克,水煎去渣,再入粳米 100 克煮粥,空腹食之。有补肝肾、益精血、消瘿瘤之功。用于甲亢病久,肝肾亏虚,颈前瘿肿者。

燕窝粥:燕窝 10 克,布包隔汤,炖数沸后取出,入粳米 50 克煮粥,空腹食之。有补虚损、益精气、滋阴液之功。用于甲亢病久,阴精亏损者。

青柿子糕:青柿子 1 000 克,蜂蜜适量。青柿子去柄洗净,捣烂并绞成汁,放锅中煎煮浓缩至黏稠,再加入蜂蜜 1 倍,继续煎至黏稠时,离火冷却、装配备用。每日 2 次,每次 1 汤匙,以沸水冲服,连服 10～15 天。以清热泻火为主,用于烦躁不安、性急易怒、面部烘热者。

药膳调养

佛手粥

[原料] 佛手 9 克,海藻 15 克,粳米 60 克,红糖适量。

[制法] 将佛手、海藻用适量水煎汁去渣后,再加入粳米、红糖煮成粥即成。

[服法] 每日 1 剂,连服 10～15 天。

[功效] 调整精神抑郁,情绪改变,能够疏肝清热。

昆布海藻饮

[原料] 昆布、海藻 15 克,牡蛎 30 克。

[制法] 将以上各味用水煎汁。

[**服法**] 每日 1 次,连服 5 日。

[**功效**] 能疏肝清热,理气解郁。

川贝海带粥

[**原料**] 川贝、海带、丹参各 15 克,薏苡仁 30 克,冬瓜 60 克,红糖适量。

[**制法**] 川贝、丹参先煎汤后去渣,入其他味煮粥食用。

[**服法**] 每日晨起空腹温服,连服 15~20 天。

[**功效**] 用于颈部肿大、恶心、便溏症。

竹菇淡菜煎

[**原料**] 竹菇、淡菜各 15 克,牡蛎各 30 克,红糖适量。

[**制法**] 将以上各味用水煎汁,去渣。

[**服法**] 每日 1 剂,连服 7~10 天。

[**功效**] 具有化痰利湿,软坚散结功效。

其他治疗方法

推拿疗法

可采用逆经重揉手法,以达到泻热益阴,调节阴阳的目的。

(1) 点按肝俞、心俞;揉拿手三阳经,点按内关、合谷;分推胸胁,点按天突、天鼎、天容。适用于瘿气属气郁痰阻者。

(2) 揉拿手三阴经,点按内关、神门;推脾运胃,点按天突、水突、天容;提拿足三阴经,点按三阴交、丰隆。适用于瘿气属痰结血瘀者。

敷贴疗法

湿敷法：黄药子 30 克，生大黄 30 克，全蝎 10 克，僵蚕 10 克，土鳖虫 10 克，蚤休 15 克，明矾 5 克，蜈蚣 5 条。上药共研细末，备用。用时以醋、酒各半敷于患处，保持湿润，每 3 日换药 1 次，7 次为 1 个疗程。有活血化痰，清热散结功能。用于瘿病痰结血瘀，热毒较盛者。

膏贴法：川乌 60 克，草乌 50 克，乳香 60 克，没药 60 克，三七 30 克，麻黄 30 克，肉桂 30 克（后下），全蝎 30 克，白芷 60 克，川芎 30 克，生马钱子 30 克，紫草 30 克。将上药置于 300 毫升芝麻油中煎至药枯，滤净，加热至 240℃撤火，兑入加热之章丹 1 200 克，搅匀，凝结后放入冷水中浸 15～20 日，每日换水 1 次。用时加温摊纸或布上，大者 5～6 克，小者 2～3 克，作成膏药，外贴，5～7 日换药 1 次。有温经通络，活血散结功能。用于瘿瘤硬结，肿大不消者。

甲状腺功能减退症

甲状腺功能减退症以机体的代谢和身体的各个系统功能减退为主要特征，临床以乏力、怕冷、浮肿、小儿发育延迟等为主要表现，当属中医学"虚劳"、"水肿"、"五迟"等范畴。《素问·通评虚实论》云"精气夺则虚"，《证治汇补·虚损》亦指出"虚者，血气之空虚也；损者，脏腑之损坏也"已明确了本病的病机。

病因病机

（1）先天不足，或后天摄养失调，以致脾肾素虚发为本病。肾为先天之本，且为真阴真阳所居，由于真阳衰微以致形寒神疲，呈现命门大衰之象；脾为后天之本，脾气不足，则化源匮乏，五脏之精失却充养。

（2）手术、药物损伤，机体元阳受损，而致脾肾阳气亏虚，周身失于温煦而发为本病。

（3）病程中可有痰湿、瘀血等病理兼夹。阳虚之甚则水失运化，湿聚成饮，凝而成痰；至于阳虚无以运血，血流缓慢，则可出现瘀血之兆。

总之，甲减之病，病机关键为脾肾阳虚，肾阳不足为核心，病变又常涉及心脾两脏，可兼夹痰浊、瘀血的病理改变。

辨证治疗

本病辨证时，常见阳虚之候，脾肾阳虚为甲减患者最多证型，甲减严重时，可见黏液性水肿。此水肿随按随起，不留凹陷，辨证为责之气虚，治当补虚化浊为法。

肾阳虚衰证

[症状] 形寒怯冷，精神萎靡，头晕嗜睡，动作缓慢，表情淡漠，神情呆板，思维迟钝，面色苍白，毛发稀疏，性欲减退，经事不调，体温偏低。舌淡体胖，脉来沉迟。

[治法]温肾助阳,益气祛寒。

[方药]桂附八味丸加减。

桂附八味丸:熟附子、肉桂各 9 克,红参、肉苁蓉、熟地黄各 15 克,山茱萸、山药、茯苓各 20 克,淫羊藿 12 克。

若肾阳虚衰甚者,可伍以仙茅、仙灵脾、鹿茸加强温肾之功;若兼脾虚,则可配党参、黄芪脾肾双补;若有血瘀征象,可加丹参以活血通脉,佐以泽泻顾其面肢浮肿。

脾肾阳虚证

[症状]面浮苍黄或苍白无华,神疲肢软,手足麻木,少气懒言,头晕目眩,四肢不温,纳减腹胀,口淡乏味,畏寒便溏,男子阳痿,女子月经不调,或见崩漏。舌质淡胖,舌苔白滑或薄腻,脉弱濡软或沉迟无力。

[治法]温肾益气,健脾助运。

[方药]补中益气汤加减。

补中益气汤:人参 15 克,黄芪 15 克,白术 12 克,附子 6 克,补骨脂 10 克,陈皮 6 克,干姜 3 克,红枣 5 枚,炙升麻 6 克,当归 10 克,木香 3 克,砂仁 3 克(后下),茯苓 15 克,泽泻 15 克。

心肾阳虚证

[症状]形寒肢冷,心悸怔忡,面肿虚浮,动作懒散,头晕目眩,耳鸣失听,肢软无力,嗜睡息短,或有胸闷胸痛。舌淡色暗,舌苔薄白,脉沉迟细弱,或见结代。

[治法]温补心肾,强心复脉。

[方药]肾气丸合生脉散化裁。

附子 6 克, 肉桂 6 克, 党参 12 克, 黄芪 15 克, 麦冬 12 克, 五味子 6 克, 当归 10 克, 生地黄 15 克, 炙甘草 5 克。

若脉迟不复, 酌加细辛鼓舞心阳; 脉来结代, 可加人参、枳实强心通脉。全方温补心肾为主, 兼顾其脉来迟弱之症。

饮食药膳调养

➡ 食疗调养

洋葱炒羊肉

[原料] 羊肉 200 克, 洋葱 100 克, 调味品各适量。

[制作] 羊肉洗净切丝, 炒锅上火, 放油烧热, 放入辣椒炸焦, 捞出辣椒后再放入羊肉丝、生姜丝和洋葱翻炒, 加入精盐、黄酒、味精、食醋, 烧至熟透收汁即成。

[服法] 每日 1 剂。

荷香熏鲢鱼

[原料] 鲢鱼肉 500 克, 豆蔻仁 3 克, 鲜荷叶 3 张, 猪网油 150 克, 茶叶 25 克, 米饭 60 克, 调味品各适量。

[制作] 鲢鱼肉洗净, 切成 12 个长方块; 生姜洗净切末; 鲜荷叶洗净, 用沸水烫软, 再放入冷水中漂凉, 捞起切成 12 片; 猪网油洗净切成 12 块; 豆蔻仁磨成细粉。将鱼肉用酱油、黄酒、精盐、豆蔻粉、味精、生姜末、胡椒粉腌渍 30 分钟, 然后用一块猪网油包一块鱼肉, 外面再用荷叶包好; 锅中放米饭、茶叶、白糖和清水 500 毫升, 上面架算子, 将包好的鱼块放在算子上, 用小火烧开, 直至水干, 米饭、白糖、茶

叶冒烟后熄火熏蒸 10 分钟,取出鱼块放入盘中即成。

[服法] 每日 1 剂。

双冬烩油菜

[原料] 水发冬菇 50 克,净冬笋 50 克,油菜 300 克,调味品各适量。

[制作] 油菜洗净,横着从中间片开,再切成 3 cm 长,10 cm 宽的片;水发冬菇去杂质洗净,切两半备用。油菜下沸水锅中焯过;冬笋入油锅中炸一下,待浮起后捞出。炒锅内留底油少许,放入生姜末煸香,随即加入冬笋、黄酒、酱油、白糖、冬菇、油菜煸炒,再加入味精、豆芽汤,用湿淀粉勾芡,淋上麻油即成。

[服法] 每日 1 剂。

双冬烧面筋

[原料] 面筋 150 克,干冬菇 15 克,净冬笋 50 克,调味品各适量。

[制作] 面筋切块,冬笋切薄片;冬菇用沸水泡洗干净,去蒂,切片。油烧热后先炒面筋,再把冬菇及笋片放入同炒几下,加入酱油、糖、味精,并略加水或汤同煮至入味即成。

[服法] 每日 1 剂。

桂圆童子鸡

[原料] 桂圆 100 克,童子鸡 1 只,调料适量。

[制作] 将子鸡去毛杂、洗净、放入沸水锅中汆一下;将圆肉择洗干净,放于鸡腹中,调入葱、姜、椒、盐、味精等,置碗中,上笼蒸约 1 小时,取出葱、姜即成。

[服法] 每周 2 剂。

药膳调养

茯苓山药糕

[原料] 茯苓、山药、芡实、莲子各 200 克,陈仓米粉、糯米粉、粳米粉各 3 000 克,白蜜、白糖各 500 克。

[制作] 将前 4 味药研成细末,与米粉及白糖拌匀,加入少量清水和匀,压入模型内,脱块成糕,上笼蒸熟。

[服法] 当主食或零食食用。

[功效] 健脾益气和中,厚肠胃。

补血蜜膏

[原料] 冬虫夏草 30 克,当归 50 克,胎盘粉 30 克,牛骨髓 30 克,生山药 250 克,蜂蜜 250 克。

[制作] 将上药共同捣匀,入有盖盘中,隔水蒸 30 分钟。

[服法] 每次 2 匙,每日 2 次。

[功效] 补血生精。

当归生姜羊肉汤

[原料] 当归、生姜各 100 克,羊瘦肉 1 000 克,八角、肉桂各 10 克。

[制作] 加水适量,文火焖至肉烂熟,去药渣,加盐调味。

[服法] 食肉服汤,每次适量。

[功效] 补血壮阳。

参附升压汤

[原料] 红参 10 克,制附子 6 克,干姜 10 克,补骨脂 9 克,仙灵脾 10 克,当归 9 克,桂枝 6 克,猪腰骨 500 克。

[制作] 诸药以布包好,与猪腰骨(先斩块)一起,加水炖至肉烂味出。

[服法] 吃肉饮汤。

[功效] 补气壮阳,益精生髓。

桂圆百合炖鹌鹑

[原料] 桂圆肉 15 克,百合 30 克,鹌鹑 2 只。

[制作] 鹌鹑宰后去毛、内脏,洗净,与桂圆、百合同时放盆内,加沸水适量,隔水炖熟。

[服法] 调味服食。

[功效] 补脑,生血。

其他治疗方法

专药治疗

金匮肾气丸

[主要成分] 肉桂、制附子、熟地黄、山茱萸、牡丹皮、山药、茯苓、泽泻。

[功用与评述] 温补肾阳。方中熟地黄滋补肾阴,山茱萸、山药滋补肝脾,辅助滋补肾中之阴;肉桂、附子温补肾阳;泽泻、茯苓利水渗湿;丹皮清泻肝火。药理实验表明该药有类激素样作用。通过兴奋下丘脑—垂体—甲状腺轴的

功能,使体内 T3、T4 水平升高。同时该药还有强心、兴奋迷走神经的功能,还能提高机体免疫功能。

[**用量与用法**] 每次 9 克,每日 2 次,口服。

补中益气丸

[**主要成分**] 黄芪、党参、甘草、白术、当归、升麻、柴胡、陈皮、生姜、大枣。

[**功用与评述**] 补中益气,升阳举陷。方中黄芪益气为君,党参、白术、甘草健脾益气为臣,共收补中益气之功;配陈皮理气,当归补血;升麻、柴胡升举下陷清阳。药理研究证明,甘草有类皮质激素的作用,党参、黄芪有类激素样作用,能加强心脏收缩,有强心利尿作用。诸药合用对甲状腺功能减退有一定疗效。

[**用量与用法**] 1 次 6 克,1 日 3 次。

敷贴疗法

以肉桂、吴茱萸适量药末同生姜汁调膏,敷神阙穴,隔日 1 次。适用于甲减阳虚水肿者。

甲 状 腺 肿

本病以甲状腺肿大为主要临床特征,当属于中医学"瘿病"、"瘿瘤"范畴。正如《杂病源流犀烛》所云:"瘿瘤者,气血凝滞、年数深远、渐长渐大之症。何谓瘿,其皮宽,有似樱桃,故名瘿,亦名瘿气、影袋。"指出瘿又称瘿气、影袋,多因气血凝滞,日久渐结而成。

病因病机

瘿病的病因主要是情志内伤和饮食失调及水土失宜,但也与体质因素有密切关系。

⇨ 情志内伤

由于长期忿郁恼怒或忧思焦虑,使气机郁滞,肝气失于条达。津液的正常循行及输布,均有赖气的统帅。气机郁滞,则津液易于凝聚成痰。气滞痰凝,奎结颈前,则形成瘿病。其消长常与情志有关。痰气凝滞日久,使血液的运行亦受到障碍而产生血行瘀滞,则可致瘿肿较硬或有结节。正如《诸病源候论·瘿候》说:"瘿者由忧恚气结所生";"大抵人之气血,循环一身,常欲无滞留之患,调摄失宜,气凝血滞,为瘿为瘤"。

⇨ 饮食及水土失宜

饮食失调,或居住在高山地区,水土失宜,一则影响脾胃的功能,使脾失健运,不能运化水湿,聚而生痰;二则影响气血的正常运行,痰气瘀结颈前则发为瘿病。在古代瘿病的分类名称中即有泥瘿、土瘿之名。《诸病源候论·瘿候》谓"饮沙水"、"诸山水土中"容易发生。《杂病源流犀烛·颈项病源流》也说："西北方依山聚涧之民，食溪谷之水，受冷毒之气，其间妇女，往往生结囊如瘿。"均说明本病的发生与水土因素有密切关系。

体质因素

妇女的经、孕、产、乳等生理特点与肝经气血有密切关系，遇有情志、饮食等致病因素，常引起气郁痰结、气滞血瘀及肝郁化火等病理变化，故女性易患瘿病。另外，素体阴虚的人，痰气郁滞之后易于化火，更加伤阴，常使病程缠绵。

由上可知，气滞痰凝壅结颈前是瘿病的基本病理，日久引起血脉瘀阻，以气、痰、瘀三者合而为患。部分病例，由于痰气郁结化火，火热耗伤阴精，而导致阴虚火旺的病理变化，其中尤以肝、心两脏阴虚火旺的病变更为突出。

瘿病初起多实，病久则由实致虚，尤以阴虚、气虚为主，以致成为虚实夹杂之证。

辨证治疗

瘿病是以颈前下方喉结两旁呈弥漫性肿大或有结块为主要特征的一类疾病。辨证当分虚实。因痰、火、瘀所致者为实证，常见气郁痰阻、痰结血瘀，肝火旺盛证；虚证则以阴虚为主，须分心、肝、肾之主次。治疗大法为理气化痰，软坚散结。瘿肿质硬兼有瘀阻者，应酌配活血化瘀；肝火旺者，宜清肝泻火；阴伤者，养阴为主，宜养心柔肝，或滋肾柔肝；

阴虚火旺,则当滋阴降火兼顾之。

气郁痰阻证

[症状] 颈前正中肿大,质软不痛,颈部觉胀,胸闷、喜太息,或兼胸胁窜痛,病情的波动常与情志因素有关,舌苔薄白,脉弦。

[治法] 理气舒郁,化痰消瘿。

[方药] 四海舒郁丸加减。

四海舒郁丸:醋炙柴胡6克,青皮6克,陈皮6克,昆布15克,海螵蛸20克,海蛤壳15克。

胸闷、胁痛者,加郁金、香附理气解郁;咽部不适,加桔梗、牛蒡子、木蝴蝶、射干利咽消肿。

痰结血瘀证

[症状] 颈前出现肿块,按之较硬或有结节,肿块经久未消,胸闷,纳差,舌苔薄白或白腻,脉弦或涩。

[治法] 理气活血,化痰消瘿。

[方药] 海藻玉壶汤加减。

海藻玉壶汤:海藻20克,昆布15克,海带20克,青皮6克,陈皮6克,半夏10克,贝母10克,连翘10克,甘草3克,当归10克,白芍10克。

结块较硬及有结节者,可酌加黄药子、三棱、莪术、露蜂房、穿山甲片、丹参等以增强活血软坚,消瘿散结的作用;胸闷不舒,加郁金、香附理气开郁;郁久化火而见烦热、舌红、苔黄、脉数者,加夏枯草、牡丹皮、玄参以清热泻火;纳差、便溏者,加白术、茯苓、山药健脾益气。

肝火旺盛证

[症状] 颈前轻度或中度肿大，一般柔软、光滑。烦热，容易出汗，性情急躁易怒，眼球突出，手指颤抖，面部烘热，口苦，舌质红、苔薄黄，脉弦数。

[治法] 清泄肝火。

[方药] 栀子清肝汤合藻药散加减。

栀子 10 克，柴胡 6 克，芍药 15 克，茯苓 15 克，甘草 5 克，当归 10 克，川芎 10 克，牡丹皮 10 克，牛蒡子 10 克，海藻 15 克。

肝火亢旺、烦躁易怒、脉弦数者，可加夏枯草、龙胆草清肝泻火；风阳内盛、手指颤抖者，加石决明、钩藤、白蒺藜、牡蛎平肝熄风；兼胃热内盛而见多食易饥者，加生石膏、知母清泄胃热。

心肝阴虚证

[症状] 瘿肿或大或小、质软，病起较缓，心悸不宁，心烦少寐，易出汗，手指颤动，眼干，目眩，倦怠乏力，舌质红，舌体颤动，脉弦细数。

[治法] 滋养阴精，宁心柔肝。

[方药] 天王补心丹加减。

天王补心丹：生地黄 15 克，玄参 15 克，麦冬 15 克，天冬 15 克，人参 15 克，茯苓 15 克，五味子 6 克，当归 10 克，丹参 10 克，酸枣仁 10 克，柏子仁 10 克，远志 10 克。

肝阴亏虚、肝经不和而见胁痛隐隐者，可仿一贯煎加枸杞、川楝子养肝疏肝；虚风内动，手指及舌体颤抖者，加钩藤、白蒺藜、白芍平肝熄风；脾胃运化失调致大便稀溏、便次增加者,加白术、薏苡仁、山药、麦芽健运脾胃;肾阴亏虚而见耳鸣、腰酸膝软者,酌加龟板、桑寄生、牛膝、菟丝子滋补肾阴;病久正气伤耗、精血不足而见消瘦乏力,妇女月经量少或经闭,男子阳痿者,可酌加黄芪、山茱萸、熟地黄、枸杞、制首乌等补益正气,滋养精血。

饮食药膳调养

补骨脂饮

[配方] 补骨脂、僵蚕各 10 克,半夏 9 克,天南星 6 克,白糖少许。

[做法] 将补骨脂、半夏、天南星、僵蚕洗干净,放入锅内,加适量水,用大火煮沸,再用小火煎煮 25 分钟,停火,过滤渣留汁,在汁液内加入白糖搅拌均匀即成。

[功效] 祛风解痉,化痰散结。

海藻酒

[配方] 海藻 500 克,冰糖 30 克,白酒 500 毫升。

[做法] 将海藻洗净,放入酒坛内,加入白酒。冰糖磨碎,放在酒坛内,封盖,15 天后即可饮用。

[功效] 软坚,消瘿瘤。适用于甲状腺肿大等。

海带炖仔鸭

[配方] 海带 250 克,仔鸭 1 只,料酒、葱、姜、精盐、鸡精、胡椒粉各适量。

[做法] 1. 海带用水浸漂 2 小时,切丝;鸭宰杀后,处理

干净;姜切片;葱切丝。2. 将鸭、海带、料酒、姜、葱放入锅内,加水,大火煮沸,改小火炖煮 45 分钟,加入精盐、鸡精、胡椒粉即成。

[功效] 软坚化痰,利水泄热。适用于甲状腺肿大等。

海带炖蛤蜊肉

[配方] 海带、蛤蜊肉各 250 克,料酒、葱、姜、精盐、鸡精、鸡油各适量。

[做法] 将海带洗净,切丝;蛤蜊肉洗净,切块;姜切片、葱切段。将海带、蛤蜊肉、料酒、姜、葱一同放在锅内,加适量水,放在大火煮沸,再用小火炖煮 35 分钟,加入精盐、鸡精即成。

[功效] 软坚,消瘿瘤。适用于甲状腺肿大等。

海带炖鲜藕

[配方] 海带 250 克,鲜藕各 250 克,精盐适量。

[做法] 将海带洗净,切丝;藕洗净,切 0.2 厘米厚的片。将海带丝、藕片一同放在锅内,加适量水,放在大火煮沸,再用小火炖煮 35 分钟,加入精盐即成。

[功效] 软坚,凉血,消瘿。适用于甲状腺肥大患者食用。

绿豆海带汤

[配方] 海带 30 克,绿豆 60 克,大米 30 克,陈皮 6 克,红糖 60 克。

[做法] 将海带泡软洗净切丝。砂锅内加清水,放入大米、绿豆、海带、陈皮,煮至绿豆开花为宜,加入红糖溶匀服

食。不喜甜食者可酌加食盐调味。

[**功效**] 清凉解毒、消肿软坚,除瘿瘤。适用于青春期甲状腺功能亢进、缺乏碘性甲状腺肿大。

紫菜煲贴贝

[**配方**] 干贴贝(淡菜)60克,紫菜15克。

[**做法**] 紫菜清水洗净,贴贝清水浸透,入瓦锅内清水同煲,调味后吃肉饮汤。

[**功效**] 软坚散结,消瘿病。适用于一般甲状腺肿初起。

其他治疗方法

专药治疗

六神丸合云南白药

[**主要成分**] 六神丸由牛黄、麝香、蟾酥、珍珠、冰片、雄黄组成;云南白药采用云南名贵药材田三七等组成。

[**功用与评述**] 六神丸清热解毒,破积消瘀,消肿通络,解痰凝而止痛;云南白药外敷活血逐瘀,消肿散结软坚。二药同施,内外之痰凝瘀血皆攻,软、消、散、行并进。

[**用量与用法**] 口服六神丸,每次10—巧粒,每日3次,并用云南白药外敷患处。先将云南白药粉末与75%酒精调成糊状,直接均匀涂于肿物上,然后用纱布敷盖,外加一层塑料薄膜,最后用胶布固定。数小时后,可用酒精将干涸的药粉湿润,每天3~4次。24~48小时换药1次,每2

周为 1 个疗程,每疗程间休息 5 天。

小金片

[**主要成分**] 乳香、没药、当归、地龙、马钱子。

[**功用与评述**] 消肿拔毒。方中马钱子通络散结,消肿定痛;当归养血托毒;地龙通络;乳香、没药活血破瘀消肿。

[**用量与用法**] 每次 2～4 片,每日 3 次,饭前服。

亚急性甲状腺炎

亚急性甲状腺炎属中医学"瘿痈"范畴。古代中医对本病无详细论述,近代中医工作者在长期的临床实践中,总结了本病的辨证施治规律,并在临床取得了满意的疗效。

病因病机

中医认为本病多由外感风温、七情不和、正气不足所致。外感风温,虚体受邪,客于肺卫,邪入颈屠,经脉不利,气血凝滞而成;七情不和,肝脾失调,肝郁蕴热,复感风温,内外合邪而成;或正气不足,气血虚弱,气机不利,聚湿生痰,塞滞颈庸,久蕴化热或复感风温,上奎结喉而致;亦有因素体阳虚,感冒风寒,阳虚寒凝,痰浊积聚,以致瘿痈肿硬胀痛而发病。

辨证治疗

外感风热证

[**症状**] 甲状腺肿胀,疼痛较甚,并向耳枕部放射,同时伴见发热畏寒,头痛咽痛,骨节酸痛,舌质稍红、苔薄黄,脉浮数等。

[**治法**] 疏风清热,和营消肿。

[**方药**] 银翘散加减。

银翘散:金银花、连翘、大青叶、板蓝根各 20 克,牡丹皮、赤芍、牛蒡子各 10 克,柴胡、甘草各 5 克。

发热高、头痛甚者,加荆芥、薄荷;咽痛甚者,加玄参、桔梗;甲状腺肿而有块者,加贝母、僵蚕。

肝郁蕴热证

[**症状**] 常因情志波动而诱发或加重,甲状腺肿胀疼痛,伴性情急躁易怒,口苦咽干,胸闷不舒,舌苔黄,脉弦数。

[**治法**] 疏肝清热,消肿止痛。

[**方药**] 丹栀逍遥散。

丹栀逍遥散:牡丹皮、山栀、当归、赤芍、丹参、白芍、柴胡、黄芩各 10 克,夏枯草 15 克,生甘草 6 克。

心悸、多汗者,加珍珠母、牡蛎;大便秘结者,加全瓜蒌;甲状腺疼痛甚者,加白芷、炙乳香。

气阴两虚证

[**症状**] 甲状腺肿胀疼痛经常反复发作,伴心悸,神疲

乏力,五心烦热,易汗出或盗汗,夜寐不宁,舌质偏红、苔薄,脉细数等。

[治法] 益气养阴,活血消肿。

[方药] 生脉饮合四物汤加减。

生脉饮合四物汤:太子参、麦冬、五味子、川芎、当归、生地黄各 10 克,丹参 10 克,酸枣仁 20 克,茯苓、赤芍各 12 克。

手抖者,加钩藤、珍珠母;性情急躁易怒者,加柴胡、黄芩、白芍;胸闷遏郁者,加郁金、川楝子。

阳虚痰凝证

[症状] 甲状腺肿胀隐痛反复发作,病程较长,或甲状腺肿硬,疼痛不甚,可伴面色㿠白,形体畏寒,手足不温,舌质淡、苔薄白或白腻,脉沉紧等。

[治法] 温阳化痰,消肿散结。

[方药] 阳和汤加减。

阳和汤:熟地黄、鹿角片、白芥子、麻黄、当归、党参、茯苓各 10 克,干姜 3 克,肉桂 3 克。

甲状腺肿硬者,加三棱、莪术、穿山甲;伴有浮肿者,加仙灵脾、泽泻;腹胀纳呆者,加木香、陈皮。

饮食药膳调养

食疗药膳

三宝粥

[原料] 酸枣仁 30 克,柏子仁 25 克,莲子心 10 克,大

米 100 克。

[制法] 将大米洗净,温水浸泡 2 小时;三味药用温水冲洗 3 遍,温水浸泡 30 分钟。将浸泡好的药和大米用文火熬成稀粥。

[服法] 每日早、中、晚按顿服,服用量根据自己的饭量来掌握。

紫菜萝卜汤

[原料] 紫菜 15 克,白萝卜 300 克,陈皮 6 克。

[制法] 水煎煮熟,调味。

[服法] 每日 2 次。

蚝豉海带汤

[原料] 蚝豉 100 克,海带 60 克。

[制法] 水煎煮熟。

[服法] 每日 1~2 次。

紫淡双菜汤

[原料] 紫菜 15 克,淡菜 100 克,猪瘦肉 60 克。

[制法] 水煎煮熟,调味。

[服法] 随餐服。

佛手粥

[原料] 佛手 9 克,海藻 15 克,粳米 60 克,红糖适量。

[制法] 将佛手、海藻用适量水煎汁去渣后,再加入粳米、红糖煮成粥即成。

[服法] 每日 1 剂,连服 10~15 天。

青柿子糕

[**原料**] 青柿子1 000克,蜂蜜适量。

[**制法**] 青柿子去柄洗净,捣烂并绞成汁,放锅中煎煮浓缩至黏稠,再加入蜂蜜1倍,继续煎至黏稠时,离火冷却、装配备用。

[**服法**] 每日2次,每次1汤匙,以沸水冲服,连服10～15天。

川贝海带粥

[**原料**] 川贝、海带、丹参各15克,薏苡仁30克,冬瓜60克,红糖适量。

[**制法**] 川贝、丹参先煎汤,去渣后加入其余各味煮粥吃。

[**服法**] 每日晨起空腹温服,连服15～20天。

竹菇淡菜煎

[**原料**] 竹菇、淡菜各15克,牡蛎各30克,红糖适量。

[**制法**] 用水煎汁,去渣。

[**服法**] 每日1剂,连服7～10天。

什锦豆腐

[**原料**] 豆腐4块,番茄150克,木耳、冬笋、豌豆各15克,湿淀粉、生油各9克,葱、姜、盐等调味适量。

[**制法**] 番茄用油煸炒,加木耳、冬笋、豌豆、豆腐,加适量水煮开,淀粉勾芡,调味出锅。

[**服法**] 随餐服用

其他治疗方法

⟳ 中成药

（1）银黄口服液（由金银花、黄芩等组成），每次服10毫升，每日3次。适用于外感风热证。

（2）板蓝根冲剂，每次10克，每日3次。适用于外感风热证。

（3）生脉饮（由人参、五味子、麦冬等组成），每次10毫升，每日3次。适用于气阴两虚证。

（4）雷公藤多苷片，每次20毫克，每日3次。适用于阳虚痰凝证。

（5）新癀片（由九节茶、三七、牛黄、珍珠粉等组成），每次2～4片，每日3次，饭后服。适用于外感风热证、肝郁蕴热证。

⟳ 敷贴疗法

膏药

（1）痰核膏（蛞蝓虫、磁石、乳香、没药、生明矾、海藻、贝母等组成）合阴消散（麝香、轻粉、丁香、樟脑、良姜、肉桂、川乌、阿魏等组成）外敷。用于阳虚痰凝证。

（2）野菊花、鲜蒲公英适量，捣烂如泥敷肿痛处；或大黄12克、白矾12克、雄黄2克，共研末，醋调敷于肿痛处。

箍围药

（1）金黄膏（大黄、黄柏、姜黄、白芷、南星、陈皮、苍术、

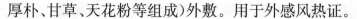

厚朴、甘草、天花粉等组成)外敷。用于外感风热证。

(2)片仔癀(漳州制药厂生产)1克,冷开水调化,外敷患处,保持湿润,每日1~2次。

慢性淋巴细胞性甲状腺炎

历代中医古籍中没有慢性淋巴细胞性甲状腺炎的病名记载。根据其甲状腺弥漫性无痛性肿大、质地韧硬的特点,应属中医"瘿病"的范畴。瘿病包括了以颈前结块肿大为特征的病证。明代薛己将其分为气瘿、血瘿、肉瘿、石瘿与筋瘿五类,就包括了现代医学的地方性甲状腺肿、单纯性甲状腺肿、甲状腺肿瘤、甲状腺炎、甲状腺功能异常、甲状腺发育异常等疾病。因此慢性淋巴细胞性甲状腺炎与瘿病是不同的,根据其表现,可分别类似于气瘿、肉瘿或石瘿。《三因极一病证方论·瘿瘤证治》载曰:"坚硬不可移者,名石瘿;皮色不变,即名肉瘿;随忧愁消长者,名气瘿。"慢性淋巴细胞性甲状腺炎常兼夹其他疾病,心悸突出者兼有心悸病;出现畏寒肢冷,脸面黄胖,肢体浮肿者,多兼有虚劳病,或以虚劳病为主;以眼突甚为主者,是兼有目珠突出症。

隋代巢元方在《诸病源候论·瘿候》中指出瘿病的病因主要是忧思气结及水土因素。谓"瘿者由忧恚气结所生,亦曰饮沙水,沙随气入于脉,搏颈下而成之"。明代陈实功在《外科正宗·瘿瘤论》指出瘿之发病是气、痰、瘀雍结的观点,"夫人生瘿瘤之症,非阴阳正气结肿,乃五脏瘀血、浊气、痰滞而成"。清代沈金鳌《杂病源流犀烛·瘿瘤》说:"瘿瘤者,气血凝滞,年数深远,渐长渐大之症。"明确提出瘿病之发生与气血凝滞有关,其症皆隶五脏,其源皆由肝火。

病因病机

⊙ 素体因素

有先天禀赋不足(如胸腺功能不全)者,复因精神抑郁或猝然恼怒过度,以至肝气疏泄不及,气机阻滞,停津为痰,聚于颈部而成本病。因此正气不足是本病发生的内在依据。通常女性的经、孕、产、乳过程与肝经气血密切相关。在致病因素作用下,易引起气郁痰结,气滞血瘀等病理变化,故女性较易患本病。

⊙ 情志因素

长期忧思抑郁或恼怒气结,既影响肝之疏泄而气机不畅,又损伤脾之运化,使气机郁滞,气不行津,凝聚成痰,结于颈前,则成本病。久之血行受滞,瘿肿加甚,肝病侮犯脾土,甚则久病及肾,出现脾肾亏虚之象。

由上可知,本病主要由于素体相关及内伤七情,致使肝气郁结,条达不畅,气滞、痰凝、血瘀交阻于颈前部而成。若肝木疏泄太过,则致肝火,肝阳过亢,甚至有的心火亦亢,表现机体代谢功能亢进,产生心悸、手颤、心烦易怒、消谷善饥、消瘦等一系列郁火伤阴证候。若肝木疏泄不及，可致脾肾功能减弱，甚则脾肾亏虚，产生机体代谢功能减低，表现有肢体肿胀、面色萎黄、肢体寒冷、手足欠温等一系列脾肾阳虚症状。肝郁气滞，血行不畅，可致血瘀，脾肾不足，水湿运化失常，可形成痰浊。所以三者又常互为因果，由实致虚，以至成为虚实夹杂之证。

本病的表现与肝脏的功能一致，且肝脉的循行为"起于足大趾，上行绕阴器，过少腹，挟胃，属肝络胆，贯膈布胁肋，循喉咙之后，上吭嗓，系目系，上出额，与督脉交于颠。"本病之病位在肝经循行部位。肝主疏泄，疏泄情志与气机，甲状腺为肝经所络属，因此本病病位即为肝经循行之部位，影响可及心脾肾。

辨证治疗

➡ 实证

气郁痰阻证

[症状] 颈部肿大，局部胀感不适，触之质软，未触及明显肿块，伴胸胁胀满不适，乳房胀痛，舌质淡红、苔薄白，脉弦。

[治法] 理气舒郁，化痰消瘿。

[方药] 柴胡疏肝散合四海舒郁丸加减。

柴胡、陈皮各 6 克，当归、香附、郁金各 10 克，昆布、海藻、海带各 10 克，海螵蛸、海蛤壳各 20 克。

咽部不适,可加桔梗、牛蒡子、射干利咽消肿。

肝郁脾虚证

[**症状**] 颈部正中肿块,质地不坚,胸闷嗳气,伴体倦乏力,大便溏薄,舌苔白腻,脉弦滑。

[**治法**] 疏肝健脾,行气化痰。

[**方药**] 逍遥散合参苓白术散加减。

柴胡 6 克,当归、白芍、熟地黄、白术、茯苓各 10 克,薄荷(后下)3 克,生姜 3 片。

热象较甚,可用牡丹皮、山栀;肿块较硬者,可加赤芍、丹参等。

痰结血瘀证

[**症状**] 颈部肿大,可扪及肿块,肿块可偏于一侧或两侧;质地较韧或较硬,可伴有局部压痛或胀痛不适,胸脘痞闷,苔白或薄腻,脉弦或滑。

[**治法**] 化痰祛瘀,消瘿散结。

[**方药**] 海藻玉壶汤加减。

海藻玉壶汤:海藻 10 克,昆布 10 克,海带 10 克,郁金 10 克,法半夏 10 克,青皮 6 克,陈皮 6 克,当归 10 克,川芎 10 克。

胸闷不舒,加郁金、香附;肿甚,加黄药子、丹参等;烦热甚,加牡丹皮、夏枯草等。

心肝火旺证

[**症状**] 颈部肿大,质韧光滑,心烦、易怒,失眠、烦躁,口苦,或目睛外突,面部烘热,舌尖红、苔薄黄,脉弦数。

[**治法**] 清热泻火,化痰消瘿。

[**方药**] 龙胆泻肝汤合藻药散加减。

柴胡 6 克,龙胆草 6 克,山栀 10 克,牡丹皮 10 克,赤芍 10 克,黄芩 10 克,生地黄 10 克,车前子 10 克,泽泻 10 克,海藻 10 克。

若口渴多饮,可去泽泻、车前子等。

虚证

气阴两虚证

[**症状**] 颈部呈弥漫性肿大,质地较软,伴有自汗或多汗,乏力,手抖,心悸,腰膝软,易疲劳,舌质红,脉细或细数。

[**治法**] 益气养阴为主。

[**方药**] 生脉散合二至丸加减。

太子参 10 克,麦冬 10 克,五味子 6 克,女贞子 10 克,旱莲草 10 克,玄参 10 克,知母 10 克。

夹痰者,可加浙贝母、瓜蒌皮等;气虚甚,还可加黄芪、白术;虚风内动,加钩藤、白蒺藜、白芍等。

肝肾阴虚证

[**症状**] 瘿肿或大或小,质稍韧,伴腰膝酸软,两目干涩,或烦热盗汗,头昏眩晕,舌质偏红、苔少,脉弦细。

[**治法**] 滋养肝肾为主。

[**方药**] 杞菊地黄丸加减。

杞菊地黄丸:枸杞 10 克,生地黄 10 克,山药 10 克,何首乌 10 克,山茱萸 10 克,牡丹皮 10 克,泽泻 10 克,赤芍 10 克。

耳鸣甚,加桑寄生、菟丝子;有痰癖,加瓜蒌皮、炙僵蚕等。

脾肾阳虚证

[**症状**] 颈部肿大或有肿块,伴有畏寒肢冷,面色萎黄,肢体虚肿,食少纳呆,舌苔白,脉沉细。

[**治法**] 益气健脾,温阳补肾。

[**方药**] 右归饮或右归丸加减。

制附子 10 克,肉桂 3 克,鹿角片 10 克,山药 10 克,黄芪 10 克,白术 10 克,熟地黄 30 克,茯苓 10 克,赤芍 10 克,陈皮 5 克。

水肿甚,加生姜皮;颈前肿块坚硬属瘀血内停,可加益母草、丹参活血化瘀。

以上证型并非孤立的,常互相关联且间夹出现。如气阴两虚型可间有气滞痰凝或痰结血瘀之证;心肝火旺常与肝肾阴虚并见。同时证型之间可以相互转化,如气郁痰阻型可以转化为痰结血瘀等。临床上应从患者的局部病变合全身症状着手,一面分型治疗,一面具体情况具体分析,灵活加减用药。

饮食药膳调养

慢性淋巴细胞性甲状腺炎若出现甲状腺功能亢进时,

参考甲状腺功能亢进症予以饮食调养;若表现为甲状腺机能减退时,则参考甲状腺功能减退症予以饮食调护。宜进食补肾温阳之品。

其他治疗方法

艾灸疗法

(1) 取腹部、腰背部、四肢穴位,分别施灸,每日灸治1次,交替应用。通常腰背部穴位施灸时,时间可长些,壮数可多些。

(2) 药灸法,一组取是膻中、中脘、关元,另一组取大椎、肾俞、命门。根据患者病情,可在附子饼下加温阳中药粉末,或加益气温阳与活血化瘀中药粉末。两组穴位交替使用,每次每穴灸五壮,50次为1个疗程。也可在体针疗法的腰背部及腹部穴位采用隔姜灸或附子灸,加强温补脾肾的作用。

敷贴疗法

(1) 以川乌、草乌等中药外敷甲状腺结节处,有明显疗效。

(2) 消瘿膏(川乌60克,草乌60克,乳香面50克,没药面60克,急性子60克,三七30克,麻黄30克,肉桂面30克,白芷60克,川芎30克,生马钱子30克,丁香面30克,紫草30克)敷贴于颈前患处,5～7日换药1次。以冬、春、秋季用之为宜。有温通活血、软坚散结的功效。

附一
❧ 体质测评方法 ❧

九种体质测评方法(<65岁)

➤ 判定方法

　　回答《中医体质分类与判定表》中的全部问题,每一问题按5级评分,计算原始分及转化分,依标准判定体质类型:

$$原始分=各个条目的分会相加$$
$$转化分数=[(原始分-条目数)/(条目数×4)]×100$$

➤ 判定标准

　　平和质为正常体质,其他8种体质为偏颇体质,判定标准见下表。

体质类型	条　　件	判定结果
平和质	● 转化分≥60分 ● 其他8种体质转化分均<30分	是
	● 转化分≥60分 ● 其他8种体质转化分均<40分	基本是
	不满足上述条件者	否

体质类型	条 件	判定结果
偏颇体质	转化分≥40分	是
	转化分 30～39 分	倾向是
	转化分<30分	否

示例 1

某人各体质类型转化分为：平和质 75 分，气虚质 56 分，阳虚质 27 分，阴虚质 25 分，痰湿质 12 分，湿热质 15 分，血瘀质 20 分，气郁质 18 分，特禀质 10 分。

根据判定标准，虽然平和质转化分≥60 分，但其他 8 种体质转化分并未全部<40 分，其中气虚质转化分≥40 分，故此人不能判定为平和质，应判定为是气虚质。

示例 2

某人各体质类型转化分为：平和质 75 分，气虚质 16 分，阳虚质 27 分，阴虚质 25 分，痰湿质 32 分，湿热质 25 分，血瘀质 10 分，气郁质 18 分，特禀质 10 分。

根据判定标准，平质转化分≥60 分，同时，痰湿质转化分在 30～39 之间，可判定为痰湿质倾向，故此人最终体质判定结果基本是平和质，有痰湿质倾向。

> ## 中医体质分类与判定表（＜65 岁）

平和质（A 型）

	没有 （根本不）	很少 （有一点）	有时 （有些）	经常 （相当）	总是 （非常）
(1) 您精力充沛吗？	1	2	3	4	5
(2) 您容易疲乏吗？*	1	2	3	4	5
(3) 您说话声音低弱无力吗？*					
	1	2	3	4	5
(4) 您感到闷闷不乐、情绪低沉吗？*					
	1	2	3	4	5
(5) 您比一般人耐受不了寒冷(冬天的寒冷,夏天的冷空调、电扇)吗？*					
	1	2	3	4	5
(6) 您能适应外界自然和社会环境的变化吗？					
	1	2	3	4	5
(7) 您容易失眠吗？*	1	2	3	4	5
(8) 您容易忘事(健忘)吗？*	1	2	3	4	5

注：标有＊的条目需先逆向计分，即：1→5,2→4,3→3,4→2,5→1,再用公式转化分。

判断结果：□是　□倾向是　□否

气虚质（B 型）

	没有 （根本不）	很少 （有一点）	有时 （有些）	经常 （相当）	总是 （非常）
(1) 您容易疲乏吗？	1	2	3	4	5
(2) 您容易气短(呼吸短促,接不上气)吗？					
	1	2	3	4	5

续　表

	没有 （根本不）	很少 （有一点）	有时 （有些）	经常 （相当）	总是 （非常）
（3）您容易心慌吗？	1	2	3	4	5
（4）您容易头晕或站起时晕眩吗？					
	1	2	3	4	5
（5）您比别人容易患感冒吗？	1	2	3	4	5
（6）您喜欢安静、懒得说话吗？					
	1	2	3	4	5
（7）您说话声音低弱无力吗？	1	2	3	4	5
（8）您活动量稍大就容易出虚汗吗？					
	1	2	3	4	5

判断结果：□是　□倾向是　□否

阳虚质（C 型）

	没有 （根本不）	很少 （有一点）	有时 （有些）	经常 （相当）	总是 （非常）
（1）您手脚发凉吗？	1	2	3	4	5
（2）您胃脘部、背部或腰膝部怕冷吗？					
	1	2	3	4	5
（3）您感到怕冷、衣服比别人穿得多吗？					
	1	2	3	4	5
（4）您比一般人耐受不了寒冷（冬天的寒冷，夏天的冷空调、电扇等）吗？					
	1	2	3	4	5

	没有 (根本不)	很少 (有一点)	有时 (有些)	经常 (相当)	总是 (非常)
(5) 您比别人容易患感冒吗?					
	1	2	3	4	5
(6) 您吃(喝)凉的东西会感到不舒服或者怕吃(喝)凉东西吗?					
	1	2	3	4	5
(7) 您受凉或吃(喝)凉的东西后,容易腹泻(拉肚子)吗?					
	1	2	3	4	5

判断结果：□是　□倾向是　□否

阴虚质(D型)

	没有 (根本不)	很少 (有一点)	有时 (有些)	经常 (相当)	总是 (非常)
(1) 您感到手脚心发热吗? 1		2	3	4	5
(2) 您感觉身体、脸上发热吗?					
	1	2	3	4	5
(3) 您皮肤或口唇干吗? 1		2	3	4	5
(4) 您口唇的颜色比一般人红吗?					
	1	2	3	4	5
(5) 您容易便秘或大便干燥吗?					
	1	2	3	4	5
(6) 您面部两颧潮红或偏红吗?					
	1	2	3	4	5

续 表

	没有 (根本不)	很少 (有一点)	有时 (有些)	经常 (相当)	总是 (非常)
(7) 您感到眼睛干涩吗?	1	2	3	4	5
(8) 您感到口干咽燥、总想喝水吗?					
	1	2	3	4	5

判断结果:□是 □倾向是 □否

痰湿质(E型)

	没有 (根本不)	很少 (有一点)	有时 (有些)	经常 (相当)	总是 (非常)
(1) 您感到胸闷或腹部胀满吗?					
	1	2	3	4	5
(2) 您感到身体沉重不轻松或不爽快吗?					
	1	2	3	4	5
(3) 您腹部肥满松软吗?	1	2	3	4	5
(4) 您有额部油脂分泌多的现象吗?					
	1	2	3	4	5
(5) 您上眼睑比别人肿(上眼睑有轻微隆起的现象)吗?					
	1	2	3	4	5
(6) 您嘴里有黏黏的感觉吗?					
	1	2	3	4	5
(7) 您平时痰多,特别是咽喉部总感到有痰堵着吗?					
	1	2	3	4	5

	没有 (根本不)	很少 (有一点)	有时 (有些)	经常 (相当)	总是 (非常)
(8) 您舌苔厚腻或有舌苔厚厚的感觉吗?					
	1	2	3	4	5

判断结果：□是　□倾向是　□否

湿热质(F 型)

	没有 (根本不)	很少 (有一点)	有时 (有些)	经常 (相当)	总是 (非常)
(1) 您面部或鼻部有油腻感或者油亮发光吗?					
	1	2	3	4	5
(2) 您容易生痤疮或疮疖吗? 1		2	3	4	5
(3) 您感到口苦或嘴里有异味吗?					
	1	2	3	4	5
(4) 您大便黏滞不爽、有解不尽的感觉吗?					
	1	2	3	4	5
(5) 您小便时尿道有发热感、尿色浓(深)吗?					
	1	2	3	4	5
(6) 您带下色黄(白带颜色发黄)吗?（限女性回答）					
	1	2	3	4	5
(7) 您的阴囊部位潮湿吗?（限男性回答）					
	1	2	3	4	5

判断结果：□是　□倾向是　□否

血瘀质（G 型）

	没有 （根本不）	很少 （有一点）	有时 （有些）	经常 （相当）	总是 （非常）
(1) 您的皮肤在不知不觉中会出现青紫瘀斑（皮下出血）吗？					
	1	2	3	4	5
(2) 您两颧部有细微红丝吗？					
	1	2	3	4	5
(3) 您身体上有哪里疼痛吗？					
	1	2	3	4	5
(4) 您面色晦黯或容易出现褐斑吗？					
	1	2	3	4	5
(5) 您容易有黑眼圈吗？	1	2	3	4	5
(6) 您容易忘事（健忘）吗？	1	2	3	4	5
(7) 您口唇颜色偏黯吗？	1	2	3	4	5

判断结果：□是　□倾向是　□否

气郁质（H 型）

	没有 （根本不）	很少 （有一点）	有时 （有些）	经常 （相当）	总是 （非常）
(1) 您感到闷闷不乐、情绪低弱吗？					
	1	2	3	4	5
(2) 您容易精神紧张、焦虑不安吗？					
	1	2	3	4	5

	没有 (根本不)	很少 (有一点)	有时 (有些)	经常 (相当)	总是 (非常)
(3) 您多愁善感、感情脆弱吗?					
	1	2	3	4	5
(4) 您容易感到害怕或受到惊吓吗?					
	1	2	3	4	5
(5) 您胁肋部或乳房胀痛吗?					
	1	2	3	4	5
(6) 您无缘无故叹气吗?	1	2	3	4	5
(7) 您咽喉部有异物感,且吐之不出、咽之不下吗?					
	1	2	3	4	5

判断结果：□是　□倾向是　□否

特禀质(Ⅰ型)

	没有 (根本不)	很少 (有一点)	有时 (有些)	经常 (相当)	总是 (非常)
(1) 您没有感冒时也会打喷嚏吗?					
	1	2	3	4	5
(2) 您没有感冒时也会鼻塞、流鼻涕吗?					
	1	2	3	4	5
(3) 您有因季节变化、温度变化或异味等原因而咳喘的现象吗?					
	1	2	3	4	5

	没有 (根本不)	很少 (有一点)	有时 (有些)	经常 (相当)	总是 (非常)
(4) 您容易过敏(对药物、食物、气味、花粉或在季节交替、气候变化时)吗？					
	1	2	3	4	5
(5) 您的皮肤容易起荨麻疹(风团、风疹块、风疙瘩)吗？					
	1	2	3	4	5
(6) 您的皮肤因过敏出现过紫癜(紫红色瘀点、瘀斑)吗？					
	1	2	3	4	5
(7) 您的皮肤一抓就红,并出现抓痕吗？					
	1	2	3	4	5

判断结果：□是　□倾向是　□否

老年人体质测评方法(≥65岁)

➤ 老年人中医体质判定

国家中医药管理局制订了《老年版中医体质分类与判定》标准,根据《老年人中医药健康管理服务记录表》前33项问题采集信息,每一问题按5级评分,依据体质判定标准判定体质类型。

老年人中医药健康管理服务记录表

编号：

姓名 □□□-□□□□□

请根据近一年的体验和感觉，回答以下问题	没有（根本不/从来没有）	很少（有一点/偶尔）	有时（有些/少数时间）	经常（相当/多数时间）	总是（非常/每天）
(1) 您精力充沛吗？（指精神头足，乐于做事）	1	2	3	4	5
(2) 您容易疲乏吗？（指体力较差，稍微活动一下或做一点家务劳动就感到累）	1	2	3	4	5
(3) 您容易气短，呼吸短促，接不上气吗？	1	2	3	4	5
(4) 您说话声音低弱无力吗？（指说话没有力气）	1	2	3	4	5
(5) 您感到闷闷不乐，情绪低沉吗？（指心情不愉快，情绪低落）	1	2	3	4	5
(6) 您容易精神紧张，焦虑不安吗？（指遇事心情紧张）	1	2	3	4	5
(7) 您因为生活状态改变而感到孤独、失落吗？	1	2	3	4	5

续表

请根据近一年的体验和感觉，回答以下问题	没有（根本不/从来没有）	很少（有一点/偶尔）	有时（有些时间）	经常（相当/多数时间）	总是（非常/每天）
（8）您容易感到害怕或受到惊吓吗？	1	2	3	4	5
（9）您感到身体超重不轻松吗？（感觉身体沉重）{BMI指数=体重（kg）/[身高（m）]²}	1（BMI<24）	2（24≤BMI<25）	3（25≤BMI<26）	4（26≤BMI<28）	5（BMI≥28）
（10）您眼睛干涩吗？	1	2	3	4	5
（11）您手脚发凉吗？（不包含周围温度低或穿的少导致的手脚发冷）	1	2	3	4	5
（12）您胃脘部、背部或腰膝部怕冷吗？（指上腹部、背部、腰部或膝关节等，有一处或多处怕冷）	1	2	3	4	5
（13）您比一般人耐受不了寒冷吗？（指比别人容易怕冬天或是夏天的冷空调、电扇等）	1	2	3	4	5

续 表

请根据近一年的体验和感觉，回答以下问题	没有（根本不/从来没有）	很少（有一点/偶尔）	有时（有些/少数时间）	经常（相当/多数时间）	总是（非常/每天）
（14）您容易患感冒吗？（指每年感冒的次数）	1 一年<2次	2 一年感冒2~4次	3 一年感冒5~6次	4 一年8次以上	5 几乎每月都感冒
（15）您没有感冒时也会鼻塞、流鼻涕吗？	1	2	3	4	5
（16）您有口黏口腻，或睡眠打鼾吗？	1	2	3	4	5
（17）您容易过敏（对药物、食物、气味、花粉或在季节交替、气候变化时）吗？	1 从来没有	2 一年1,2次	3 一年3,4次	4 一年5,6次	5 每次遇到上述原因都过敏
（18）您的皮肤容易起荨麻疹吗？（包括风团、风疹块、风疙瘩）	1	2	3	4	5
（19）您的皮肤在不知不觉中会出现青紫瘀斑，皮下出血吗？（指皮肤在没有外伤的情况下出现一块紫一块青的情况）	1	2	3	4	5

续　表

请根据近一年的体验和感觉，回答以下问题	没有（根本不/从来没有）	很少（有一点/偶尔）	有时（有些/少数时间）	经常（相当/多数时间）	总是（非常/每天）
(20) 您的皮肤一抓就红，并出现抓痕吗？（指被指甲或钝物划过后皮肤的反应）	1	2	3	4	5
(21) 您皮肤或口唇干吗？	1	2	3	4	5
(22) 您有肢体或固定部位疼痛的感觉吗？	1	2	3	4	5
(23) 您面部或鼻部有油腻感或者油亮发光吗？（指脸上或鼻子）	1	2	3	4	5
(24) 您面色或目眶晦黯，或出现褐色斑块/斑点吗？	1	2	3	4	5
(25) 您有皮肤湿疹、疮疖吗？	1	2	3	4	5
(26) 您感到口干咽燥、总想喝水吗？	1	2	3	4	5
(27) 您感到口苦或嘴里有异味吗？（指口苦或口臭）	1	2	3	4	5

续表

请根据近一年的体验和感觉，回答以下问题	没有（根本不/从来没有）	很少（有一点/偶尔）	有时（有些时间/少数时间）	经常（相当多数时间）	总是（非常/每天）
(28) 您腹部肥大吗？（指腹部脂肪肥厚）	1（腹围<80 cm，相当于2.4尺）	2（腹围80~85 cm，2.4~2.55尺）	3（腹围86~90 cm，2.56~2.7尺）	4（腹围91~105 cm，2.71~3.15尺）	5（腹围>105 cm，3.15尺）
(29) 您吃（喝）凉的东西会感到不舒服或者怕吃（喝）凉的东西吗？（指不喜欢吃凉的食物，或吃了凉的食物后会不舒服）	1	2	3	4	5
(30) 您有大便黏滞不爽、解不尽的感觉吗？（大便容易黏在马桶上）	1	2	3	4	5
(31) 您容易大便干燥吗？	1	2	3	4	5
(32) 您舌苔厚腻或有舌苔厚厚的感觉吗？（如果自我感觉不清楚可由调查员观察后填写）	1	2	3	4	5

续　表

(33) 您舌下静脉瘀紫或增粗吗？（可由调查员辅助观察后填写）

请根据近一年的体验和感觉，回答以下问题

	没有（根本不/从来没有）	很少（有一点/偶尔）	有时（有些/少数时间）	经常（相当/多数时间）	总是（非常/每天）
	1	2	3	4	5

体质类型	气虚质	阳虚质	阴虚质	痰湿质	湿热质	血瘀质	气郁质	特禀质	平和质
体质辨识	1. 得分 2. 是 3. 倾向是	1. 得分 2. 是 3. 倾向是	1. 得分 2. 是 3. 倾向是	1. 得分 2. 是 3. 倾向是	1. 得分 2. 是 3. 倾向是	1. 得分 2. 是 3. 倾向是	1. 得分 2. 是 3. 倾向是	1. 得分 2. 是 3. 倾向是	1. 得分 2. 是 3. 基本是

体质判定标准表

体质类型及对应条目	条　件	判定结果
气虚质(2)(3)(4)(14) 阳虚质(11)(12)(13)(29) 阴虚质(10)(21)(26)(31) 痰湿质(9)(16)(28)(32) 湿热质(23)(25)(27)(30) 血瘀质(19)(22)(24)(33) 气郁质(5)(6)(7)(8) 特禀质(15)(17)(18)(20)	各条目得分相加之和≥11 分	是
	各条目得分相加之和为9～10 分	倾向是
	各条目得分相加之和≤8 分	否
平和质(1)(2)(4)(5)(13) (其中,(2)(4)(5)(13)反向计分,即 1→5,2→4,3→3,4→2,5→1)	各条目得分相加之和≥17 分,同时其他 8 种体质得分均≤8 分	是
	各条目得分相加之和≥17 分,同时其他 8 种体质得分均≤10 分	基本是
	不满足上述条件者	否

➢ 注意事项

信息采集:提醒受试者以一年内的感受与体验为判断依据,而非即时感受。参照括号内的描述向受试者解释其不能理解的条目,但不能主观引导受试者的选择。

表格填写:逐条逐项填写,杜绝漏填。每一个问题只能选一个选项,在最符合的选项上划"√"。如出现规律性选项等情况,需要核实。

体质判定:偏颇体质正向计分,平和质有 4 个条目反向计分(即 1→5,2→4,3→3,4→2,5→1)。判定平和质时,除了达到得分条件外,同时其他 8 种体质得分均≤10 分。当每种体质得分相加均≤8 分,出现无法判断体质类型等情况,则需 2 周后重新填写。

附二
曙光医院治未病中心
医生门诊信息

张晓天

高血压、亚健康专家门诊：周三上午（东院）、周四下午（西院）

朱蕴华

甲状腺疾病、糖尿病专家门诊：周一、周四上午（东院）

郑 珏

慢性胃炎、脂肪肝专病门诊：周二全天（东院）

郭丽雯

过敏性鼻炎、便秘专病门诊：周五全天（东院）

汤峥丽

高血压专病门诊：周一、周四下午（东院）

王 莹

颈椎病、亚健康专病门诊：周三上午（东院）

冠心病专病门诊：周三下午（东院）